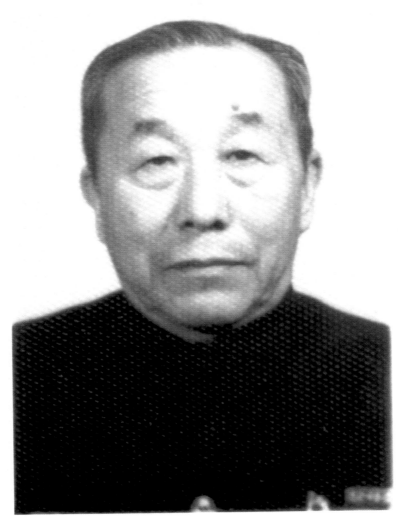

卢玉起教授

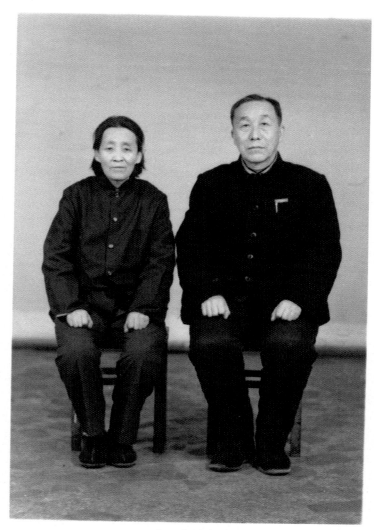

卢玉起夫妇

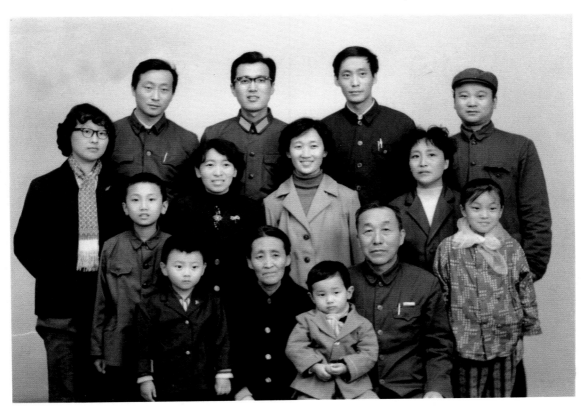

全家福
（1982 年 5 月 1 日）

卢玉起　　夫人：王淑敏

长子：卢延年　　媳：侯东辉　　长孙：卢嘉宁

长女：卢春荣　　婿：王占柱　　外孙：王魁松　王　欣

次子：卢延彬　　媳：刘秀葵　　次孙：卢　超

次女：卢春玲　　婿：陈凤斌

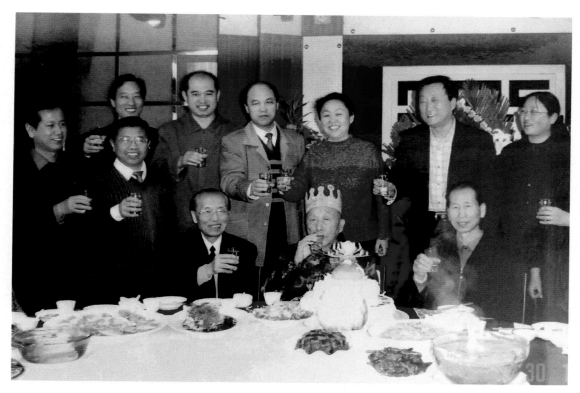

教研室师生祝贺卢老 90 寿辰

左起第一排：李德新　卢玉起　赵明山

左起第二排：于年海　李敬林　鞠宝兆　贾永刚　郝学军　郑洪新　卢延年　易　杰

卢玉起学术思想与临床经验

郑洪新　卢延年　卢延彬　卢春玲　编著

科　学　出　版　社

北　京

内 容 简 介

卢玉起（1916—2008 年），近现代名老中医，全国中医药高等学校首届研究生导师，辽宁中医药大学教授。本书主要介绍卢老学术思想与临床经验，内容分为三篇。上篇关于《内经》基本精神、气化论、病机辨析、治疗原则、立法与方药等，体现卢老精于《内经》理论研究，颇多创见；养生与长寿，古今论三焦，君火、相火与临床应用，为卢老对中医理论的专题论述，平中有奇；表里双解法在风温治疗中的应用体会，痹证临床辑要，攻补两法治癌症，癫、狂、痫治验，"温胆汤"小议等，为卢老对疑难病症独到的理论分析和临床经验的总结，知行合一。中篇为医案选，包括临床各科 52 个常见病种及各种疑难病症。下篇为内、外、妇、儿、男科、皮肤、骨伤、五官科等的临床经验方，效验非凡。

本书适用于中医药学、中西医结合专业人员、学生以及热爱中医药学的自学者参阅。开卷有益，笃行日新。

图书在版编目（CIP）数据

卢玉起学术思想与临床经验/郑洪新等编著.—北京：科学出版社，2019.4
ISBN 978-7-03-060885-7

Ⅰ．①卢…　Ⅱ．①郑…　Ⅲ．①中医临床-经验-中国-现代　Ⅳ．①R249.7

中国版本图书馆 CIP 数据核定（2019）第 050416 号

责任编辑：郭海燕 / 责任校对：王晓茜
责任印制：徐晓晨 / 封面设计：陈　敬

科学出版社 出版
北京东黄城根北街 16 号
邮政编码：100717
http://www.sciencep.com
北京凌奇印刷有限责任公司 印刷
科学出版社发行　各地新华书店经销

*

2019 年 4 月第　一　版　开本：787×1092　1/16
2020 年 3 月第二次印刷　印张：9　插页：2
字数：242 000

定价：68.00 元
（如有印装质量问题，我社负责调换）

目　录

下篇　临床经验方

卢玉起教授生平事迹

卢玉起，1916年3月24日生，2008年2月15日逝世，河北省秦皇岛山海关人，辽宁中医药大学教授。15岁时师事于山海关名医李树轩，旋于天津中国国医函授学院毕业。1934年转至沈阳，先任某药店店员，兼习中医。1943年始悬壶行医，临床方效卓著，医德高尚，不久便颇有名气。1953年出任沈阳市中华路联合诊所所长。1958年入北京中医学院师资进修班深造，2年后调入辽宁中医学院（现为辽宁中医药大学）执教。曾担任内经教研室主任、中医基础理论教研室主任、中医高等教育研究室副主任；国务院首批授予硕士学位学科导师、《辽宁中医杂志》编委、沈阳市中医学会基础分会主任委员等职。长期从事中医药教学、科研、医疗工作，为国家培养了大批中医药人才。

先生精通中医药理论，学识渊博，对于经典著作，揣摩精熟，脱口成诵，对基础理论研究颇多创见；尤其重视病机学说、气学理论等，研究病机学说着重临床例证与类证鉴别，师古而不泥古，以五脏病机、六淫病机分类，根据脏腑生理功能的常异，结合多种不同病因，将错综复杂的症状归纳于病机之内，应用于临床则机圆法活，执简驭繁。其主张气是人身最宝贵的要素，气机是生命活动的基本表现形式，百病皆生于气，调气可医诸疾，这一主张对指导临床有着非常重要的价值。他的学术思想集中地反映于其著作《病机浅说》《内经气学概论》及于报纸杂志上发表的数十篇论文之中。

先生信守"学习之道，贵在有恒；知识获得，贵在积累。"日常学习十分重视背诵，不仅自己博闻强识，而且要求学生勤于背诵，苦练基本功。先生授课语言生动洪亮，板书苍劲有力、工整详细。讲述疾病时将理论与临证紧密结合，概念准确，条理清晰，层次分明，重点突出，同时能够引经据典，言简意赅，深入浅出，举一反三。自任教以来，先后讲述《黄帝内经》（简称《内经》）、《中医基础》等数门课程，常以自身经验融汇于教学中，深入浅出启迪后学。其对各流派争鸣的问题，均能讲出自己的独特见解，深受学生的好评。先生常说："没有肥厚的土壤，长不出好庄稼，不掌握雄厚的基础理论，当不了高明的医生。"有学生这么评价说："卢老的课就像一门艺术，每字每句都是精神的享受，知识的洗礼。"

先生为全国中医药高等学校首届研究生导师，其于1978年开始招收硕士研究生，先后指导研究生多名，如郑洪新、郝学军、朱俊奎、辛长山、贾永刚等皆成长为中医药事业的栋梁之材。郑洪新为辽宁中医药大学教授、博士生导师，获全国首届中医药高等学校教学名师、全国名老中医药专家学术经验继承工作指导老师、辽宁省先进工作者暨劳动模范等名誉，享国务院政府特殊津贴。郝学军为辽宁中医药大学附属第二医院主任医师、教授、硕士生导师，曾任康复科、传统疗法科主任等，为全国名老中医药专家学术经验继承工作指导老师。朱俊奎为主任医师，其临床疗效卓著。辛长山现于美国洛杉矶行医，担任美国加利福尼亚州中医针灸师联合公会会长。

先生从教40余春秋，老骥伏枥，壮心不已，即使退休仍坚持临床与带教，诲人不倦；耄耋之年依然坚持每天坐诊。治学力求渊博而精专，悉知传统医学理论，并且能够通今博古，融会贯通。其强调为医首先必须要打好基础，掌握全面的知识理论体系，熟练于临床基本知识，其次还要讲究重点，不可喜多好滥，应抓住几个病深入学习，系统研究，方可学有所成，自有造诣。学生们学到的不仅是专业知识，更多的是为人、处世、做学问的道理。他的学生曾说："卢老不仅引导我走上学术道路，更身体力行地教导我如何做人，卢老对我的教育已永远融入我的思想和灵魂，我将把卢老的这种高尚情操保留下来，传承下去。"

先生具有 60 年的临床工作经验，诊治疾病亦有独到之处。先生尝谓：中医辨证与立法，在临证中极其重要，虽有八纲八法可循，然证无常形，朝夕万变，故法也无定法。证与证之间，必如影之随形，不可须臾或离。特别是在探索"鼓胀"和"瘿瘤"两病治疗过程中，他总结出"血瘀蕴结""痰气互结"之说，并自创"鼓胀双消丸"和"平瘿消肿片"用于临床，收到良好疗效。亦善治尪痹（类风湿关节炎），其研制的"痛风效方"调补肝肾、强壮筋骨、活血通络，效验非凡。

先生认为，内伤杂病，寒热错杂、虚实交变，常正气不足、本虚标实。对年老、体虚、久病、病危这类复杂情况，常于识病认证之后，以培补正气为主，随证调理；有邪气者，佐以祛邪之法。临证信手拈来若干成方，或数方化裁，数法同施，药品平淡，常可左右逢源，洞中肯綮，形成博采众方、圆机活法、用药轻灵的医术特色。例如，治疗癫狂痫病，辨证以气、火、痰为要，法宜利气豁痰、清气泻火，药用代赭石、大黄、半夏、橘红、郁金、石菖蒲等，因证制宜，治贵权变，救人也众，由此可略窥其治病之端倪。在临床医疗中，治愈患者不计其数。他常说："作为一名医生，要急患者之所急，痛患者之所痛，视患者如亲人，老者如父母，同年如兄妹，儿童如子女，同情他们，关怀他们"，还说："医者，济世；活人之道，应以仁慈为本，恻隐为怀，普救群众疾苦而为乐"。先生把《大医精诚》中的"凡大医治病，必当安神定志，无欲无求，先发大慈恻隐之心，誓愿普救含灵之苦"当作自己的座右铭，为自己及门下弟子确立了"三个一样"原则，即干群一样、工农一样、亲疏一样，无论贫富贵贱，一视同仁。

卢玉起教授四个子女皆得父亲真传，从事中医药事业。长子卢延年毕业于辽宁中医学院，1988年调转于深圳市中医院工作，为主任医师，教授，曾任门诊部主任、院长办公室主任、干部保健科科长，擅长治未病和用膏方防治疑难病症，先后主持完成省市级科研课题 7 项，主编及参编著作 8 部，发表学术论文 60 余篇，发表于报纸杂志的医学科普文章 500 余篇。退休后，仍为广大患者服务，坚持门诊工作，医德高尚，医术精良，好评如潮。次子卢延彬，曾任抚顺矿务局医院卫校校长，教学相长，中西结合，退休后还在从事防病治病工作。长女卢春荣，多年从事中医临床工作，现在年事已高，安享晚年。次女卢春玲毕业于辽宁中医学院，毕业后在辽宁中医学院附属医院内分泌科、科技处工作，临床实践经验丰富，著作论文硕果累累，科学管理尽职尽责，现已退休。

2008 年 2 月 15 日，先生因病驾鹤西去，与世长辞。他在 92 年的有生岁月里，在 60 多年的医疗生涯中，熟读岐黄，精研伤寒，博采各家，与时俱进。虽在病榻之上仍念念不忘患者的病情，把自己的全部精力贡献于中医药事业，为中医药事业的振兴尽心尽力。先生为后世留下了非常宝贵的医学财富，发扬光大中医药事业，继承先生的学术思想，整理总结先生留下的文字，是我们回忆先生的最好纪念方式！

上篇 医 论

有关《内经》的研究

　　《内经》，是我国现存的中医文献中最早的经典医籍，大约成书于战国时期（一说春秋战国时期）。秦汉以后，在流传过程中，随着医学不断发展，又续有补充，故该书非一人一时之手笔，而是我国古代劳动人民长期与疾病作斗争的经验总结，是经过历代医家多次修订而成的医学巨著。如《素问·异法方宜论》说："砭石从东方来，毒药从西方来，灸焫从北方来，九针从南方来，导引从中央出，故圣人杂合以治。"所谓砭石、毒药、灸焫、九针、导引等，都是医疗工具和治疗方法，这些医疗工具和治疗方法是东、西、北、南、中的综合。这充分说明了本书是当时学识丰富的医家，把各地广大群众的治疗方法进行了总结归纳，书名冠以"黄帝"仅是伪托之辞。

　　《内经》包括《素问》和《灵枢》两个部分，共十八卷，一百六十二篇。由于年代久远，难免断简残篇，书的原貌已难复见。现在通行的《补注黄帝内经素问》和《灵枢经》，前者为唐代王冰次注，又经宋代林亿等的校正；后者经宋代史崧的整理，而保存流传至今。

一、《内经》的基本精神及其主要内容

　　《内经》集中了古代医学的伟大成就，内容丰富而翔实。该书运用精气、阴阳、五行学说，分别从脏腑、经络、病因、病机、诊法、治则、刺法和养生等方面，进行了系统的阐述，而形成比较完整的中医理论体系。中医理论体系的建立，两千多年来一直有效地指导着医疗实践，历代医家在医疗技术和医学理论方面，虽然取得了不少新成就，出现了许多有创见的学派，但就其学术理论体系而言，主要还是在《内经》的理论基础上发展起来的。所以后世称该书为"医学之宗"。

（一）精气、阴阳、五行学说

　　精气、阴阳、五行学说，具有朴素的唯物观和自发的辩证法思想，属于古代的哲学范畴，当时曾广泛地渗入自然科学之中。《内经》应用精气一元论、阴阳对立统一观点和五行"比类取象"方法，去观察认识人的生命活动和疾病现象，以及人与自然关系等。正因为《内经》应用了这种比较进步的哲学思想，所以医疗活动摆脱了宗教神学的影响，从而使医学理论达到当时的科学水平，直到今天仍然指导着临床实践。

（二）脏腑经络学说

　　脏腑经络学说把人看成是由脏腑、经络、气血津液等共同构成不可分割的统一整体，同时认为人体各部分之间相互联系，相互制约，人与自然也是息息相关的。依据当时人们对人体功能、结构和疾病发生发展的某些规律的认识，提出以五脏为中心，配合六腑，及其所系属的体表组织和五官九窍的密切联系；并强调顺应四时变化，即"四时五脏阴阳"的整体观念。至于经络学说，虽然自成为一个理论体系，但是由于经络内连于脏腑，外络于肢节，阳经属腑而络脏，阴经属脏而络腑，手足十二经互为表里。因此，脏腑与经络之间，在生理上互相为用，在病变上互为影响。脏腑经络学说一直是中医基础理论最重要的核心组成部分。

（三）病因病机学说

病因，就是导致疾病发生的原因，《内经》以邪正交争的观点，说明疾病的发生及发展变化。所谓"正"，指抗病能力和精微物质；所谓邪，泛指一切致病因素。疾病的形成和发展虽然取决于邪正两个方面，但《内经》却强调正气的作用，如《素问·评热病论》曰："邪之所凑，其气必虚。"《素问·刺法论》曰："正气存内，邪不可干。"这种内因决定外因的思想，是难能可贵的。关于病因分类，《素问·调经论》说："夫邪之生也，或生于阴，或生于阳。其生于阳者，得之风雨寒暑，其生于阴者，得之饮食居处，阴阳喜怒。"这种病因分类方法，开后世病因分类研究的先河，成为外感、内伤疾病分类法的导源，也可以说是三因学说的先驱。在病机方面，《素问·至真要大论》首创"病机"概念，提出五脏病机和六淫病机。著名的病机十九条，对后世影响极其深远。

（四）奠定辨证论治的基础

《内经》以精气、阴阳、五行学说为指导，以脏腑经络学说的理论为核心，根据病因性质、病变规律及不同临床表现特征，提出了脏腑和经络的分证方法，确立了辨证论治的理论原则。在治疗方法和预防措施上，书中也有许多记载。如逆正从反、标本先后、治未病、异法方宜等。所有这些学说和理论，都为后世临床奠定了雄厚的基础。

当然，我们也要看到，《内经》毕竟是两千多年前的著作，由于当时社会条件和历史条件的限制，兼之受儒家、道家等学派的影响，不可避免地包含着部分形而上学和唯心主义的内容。因此，在学习《内经》过程中，我们要坚持辩证唯物主义和历史唯物主义的观点，既不能无批判地兼收并蓄，也不要轻率否定和抛弃，而是取其精华，弃其糟粕，以期做到"古为今用，推陈出新"。

二、《内经》研究情况简介

（一）唐以前

1. 秦越人《难经》

秦越人，渤海郡郑人，《难经》著者，但不能肯定是《史记》所指的"扁鹊"，而是《难经》著者的伪托。

《难经》著作时间和《内经》相隔不久，其中有许多文字仍保留《内经》原貌。因此，秦越人虽是托名，但《难经》确是研究《内经》的重要参考书。

《难经》的命名："难"是问号、疑难之意。秦越人对《内经》中诸多疑难之处作出解释。"经"，即指经典之意。《难经》八十一难，就是提出八十一个问题。

《难经》的内容分作六大类。吴澄氏云："一至二十二难论脉，二十三至二十九难论经络，三十至四十七难论脏腑，四十八至六十一论病，六十二至六十八难论穴道，六十九至八十一难论针法。"（《医籍考》引吴氏赠医士章伯明序）。用这样分类方法来研究《内经》，阐发《内经》的微言奥旨，取得一定成绩，但其中亦有缺点。如徐大椿说："推本经旨，发挥至道，剖析疑义，垂示后学，真读经之津梁也；但其中亦有未尽善者，其问答之词，有即引经文以释之者，经文本自明显，引之或反遗其要，以致经文反晦，或则无所发明，或则与两经相背，或则以此语微，此其所短也。

其中有自出机杼，发挥妙道，未尝见于《内经》，而实能显《内经》之奥义，补《内经》所未发，此盖别有师承，足与《内经》并垂千古。"

总之，秦越人对《内经》的研究，确实付出较多精力，虽有一些缺陷，成绩仍归主要，考其"论脉篇"中，即有很大发挥，《内经》未记载关脉，而《难经》则有关脉之名，切脉独取寸口的具体方法，始于秦越人。可见《难经》确实对《内经》的研究具有发挥作用。

2. 东汉·张仲景《伤寒杂病论》

张仲景对《内经》有深刻的研究，也参考了《难经》，并在"六经辨证"等方面有创新性，著成杰出作品《伤寒杂病论》。他在"自序"中说："勤求古训，博采众方，撰用《素问》《九卷》《八十一难》《阴阳大论》《胎胪药录》，并平脉辨证，为《伤寒杂病论》，合十六卷，虽未能尽愈诸病，可见病知源。"

张氏之研究《内经》，是突破一个问题来进行钻研，因为《伤寒论》的特点是辨证施治，而辨证施治的大纲主要是三阴三阳。三阴三阳的导源出于《素问·热论》。但"热论"六经的三阴三阳，只谈表里之实热，未言表里之虚寒。而《伤寒论》之六经包括寒热虚实，以及外感、内伤，比较全面，超越《内经》三阴三阳的范畴。余杭章太炎评论说："夫仲景自言，撰用素问，必不事事背古，自有素问以致汉末五六百岁。其间因革损益多矣，亦宁有事事章于旧术哉。"（《伤寒论今释·序》）。章氏评论是正确的，仲景治学精神，既能探求经旨，又能阐发己意。

总之，仲景研究《内经》，是以严谨客观的态度，不拘于教条，突出《内经》热论中三阴三阳的范围，以理论结合临床实践，再从临床实践发挥理论，创造出理法方药伟大著作《伤寒杂病论》，为人类保健事业做出贡献。

3. 晋·皇甫谧《针灸甲乙经》

皇甫谧，字士安，晚年自号玄晏先生。他钻研《内经》，感到内容庞大，"其论避远，然称述多而切事少，有不编次，不便于学。因而选择其精要者，分类别门，而成为《甲乙经》十二卷"。书名之所以称甲乙者，乃井然有序之意。《针灸甲乙经》亦称为《黄帝三部针灸甲乙经》，是根据《内经》《针灸治要》《明堂孔穴》三书撰成之故，其特点是纂撷三书之精英，分节排列，眉目清晰，次序井然，无浮辞废语，读之易学易记，便利后人。

4. 齐梁·全元起《素问训解》

全元起研究《内经》方式为全部加注，但其只注解了《素问》六十八篇，而未注《灵枢》，将书名为《素问训解》。他加注《素问》并未变更其本来面目，这是其最大优点。《素问训解》在宋代林亿校书时还存在一些内容，后则亡佚，从林亿校《内经》中，还可看出全注的几点：①全元起本之次序与王冰大不相同，这可能与《素问》本来面貌接近。②篇名亦有出入，如王本"三部九候论"篇，全本名为"决生死"篇；王本"举痛论"篇，全本名"五脏卒痛"篇。③全本共六十八篇，较王本少十三篇。④全本缺第七篇。⑤全本所存之原文，有些地方较王本正确，如王本《素问·六节藏象论》为"肺者……为阳中之太阴""肾者……为阴中之少阴"；全本则为"肺者……为阳中之少阴""肾者……为阴中之太阴"，二者比较，当然全本正确。因为肺本身是太阴，但在阳分中则为少阴，它是和"肝为阴中之少阳"相对的。肾本身是少阴，但在阴分中则为太阴，它是和"心为阳中之太阳"相对的。⑥全注还有许多独到见解。如《素问·热论》注"三日少阳受之……而未入于脏者，故可汗而已"云："脏作腑。伤寒之病，始入于皮肤之腠理，渐胜于诸阳，而未入腑，故须汗发其寒热而散之。"这个见解是正确的，因为邪入于腑，便已不能汗了，怎么能将其未入于脏呢？诸如此类问题，新校正保存不少，很值得加以研究。由此可见，全注《内经》起到阐扬经旨，发挥至道的作用。但此书现已佚失，一本有价值的著作不能复见，实为可惜。

5. 隋·杨上善《黄帝内经太素》

杨上善，生于隋，仕于唐，曾撰辑《黄帝内经明堂》，并依照《针灸甲乙经》的方法，把《素问》《灵枢》两部分，重新予以分类，撰成《黄帝内经太素》，简称《太素》。内容论述如下"一、摄生，二、阴阳，三、人合，四、脏腑，五、经脉，六、输穴，七、卫气，八、身度，九、诊候，十、证候，十一、设方，十二、九针，十三、补泻，十四、伤寒，十五、寒热，十六、邪论，十七、风论，十八、气论，十九、杂病"。每一类中又分若干子目，这样的分类，比皇甫谧的分类方法又改进了一大步。同时，还提出《内经》存疑之处，既保留下来，又提出自己意见，有待大家研究。这部书在林亿等校书时尚存在，到了元明间便散失了，现在我们见的《黄帝内经太素》本，是根据日本所存的唐人卷手抄本影写卷翻印的，这是唐以前研究《内经》最善本。

6. 唐·王冰《重广补注黄帝内经素问》

王冰注《素问》略后于杨上善。尽管未注《灵枢》，但他对《灵枢》也很有研究，从他的注解中便可以看出，《素问》不能解释的，他便引用《灵枢》来解释，就可以证明这一点。如王冰注《素问·三部九候论》："血病身有痛者，治其经络。"注引《灵枢》曰："经脉为里，支而横者为络，络之别者为孙络。"诸如此类在王冰注中所见不鲜，可见王冰对《灵枢》也很有修养。在全元起注《素问》时第七篇已亡失，而王冰补入了第七篇大论"五运六气"。

王冰作《重广补注黄帝内经素问》态度认真而严肃。自序提出：世本错误脱简，篇目重叠，文义悬隔，不易领会，后得参照先师张公秘本，撰注《素问》脱简者补之，指事不明者，加之以朱字，增加篇目，删去繁杂。他对《内经》的整理研究，做出了一定的贡献。

我们应当肯定他以下几点成就：①他指出"藏谋虽属乎生知，标格亦资于诂训"，这就是说，任你天生聪明，仍得刻苦钻研，才有收获。这是治学方法很重要的一条。②他得看"先师张公秘本……恐教于未学，绝彼师资，因而撰注，用传不朽"，这样继承发扬的精神，是难能可贵的。③"凡所加字，皆朱书其义，使古今必分，字不杂糅"。这种态度，还是很严肃的。但是他还有一定缺点，如"迁移以补其处""量其意趣，加字以昭其义……增益以完其意""评其旨趣，则去繁杂……"等，改变原文次第，增减了原文的词句，进退了原文的篇目，这样就使《素问》的本来面目没能完全保存下来。今天我们见不着《内经》的旧貌，是和王冰分不开的。所以刘完素在《素问玄机原病式·序》中对王冰有这样的批评："王冰迁移加减经文，亦有臆说，而不合古圣之意者也。虽言凡有加字皆朱书，其文既传于世，即文皆墨字也。凡所改易之间，或不中其理者，俟智哲以理推之，终莫得真意，岂知未达真理或不识其伪所致也。"

唐以前研究《内经》的六位医家，各有其不同的创造性发挥。秦越人是有重点的研究，别具一格。张仲景突破《内经》的三阴三阳，取其精神加以发展应用于临床。皇甫谧是以改编的方法，有选择性地结合其他书籍内容来研究《内经》。全元起是完全保留《内经》原有面目加以注解。杨上善既有继承又有发挥，他把《内经》有问题的文字除了保存原有的外，又提出自己的意见，留待大家研究分析，是古代研究《内经》有成就者。王冰对研究《内经》态度严肃而认真，有继承发扬的精神，对运气颇有发挥，其中唯全元起本失传，从王本又不能看见古医经的全貌，实为憾事。总之他们都各有发挥，各有特点，既有可取，也有可议之处。

（二）宋以后*

1. 校正

（1）唐·王冰注，宋·林亿等校正，并经孙兆重改误《重广补注黄帝内经素问》：《重广补注黄帝内经素问》为现在能见到且最完善的校正本。据林亿、高保衡的序文中说："采汉唐书录，古医经之存于世者，得数十家，叙而改正焉。……正缪误者六千余字，增注义者二千余条，一言去取，必有稽改。"可见，他们在校正过程中，荟萃群书，溯源探本，校勘正误，并增加注解，费了较大功夫，才完成了这一校正工作。

（2）清·胡澍《素问校义》：《素问校义》仅校释了《素问》卷一的三十一条，但有很多卓见，如训"足生大疔"之足为"饶"，"傅精神"之傅为"专"等，对学习《素问》颇有阐发，因而刘师培氏盛赞其考证之功，足与雷应钟《说文解字论》相亚，只以成书不多为惜。

（3）清·钱熙祚校，附顾观光校勘记《黄帝内经灵枢》：钱熙祚认为，《灵枢经》虽经宋·史崧音释，颇嫌粗略，加以诸家改窜，认识不一，因而为之校正。如钱熙祚说："今最旧唯史崧本，已多脱文伪字，马玄台、张景岳辈虽尊议是书，好以意改窜，又不晓古人转注假借之法，望文生义，句读之未能通，而强言训诂，议论愈多，经旨愈晦，余甚为斯道忧之。癸巳冬与尚之商疑义，取《甲乙经》与是书互相考校，参以诸书所引，择善而从，仍一一注明于本句之下，以存其旧，诸家误读误改之处，概置弗论，非特不胜辨，抑亦不足跋。"钱氏对《灵枢》是重视的，校勘态度是严肃的，不仅对史氏音训作了评价，而且对难解字句，扩大音释范围，与《针灸甲乙经》及其他有关书籍互为引证考校，一一注明，对我们学习《灵枢》是有一定帮助的。

2. 补遗

明·赵简王补刊《素问遗篇》，《素问》第七卷"刺法论""本病论"两篇，早已亡失，明史称赵简王得全本补之，其实是元明间人的伪托，但也有一定的价值。

3. 音训

（1）宋·史崧《灵枢经音释》：《灵枢经音释》将《灵枢经》八十一篇的一百七十一个难读难解的字句，作了音释的工作，便利于后学者阅读。

（2）清·陆九芝《内经难字音义》：《内经难字音义》载于《世补斋医书》中，将《素问》《灵枢》一般难解字句，都作了音释。音释的字句，既比史崧多，所音所释亦较史崧周详，的确是学习《内经》的重要参考。

4. 辑要

（1）元·滑寿《读素问钞》：书凡三卷，为滑氏心得之辑，内容颇为精要，在元明间流行很广。

（2）明·李中梓《内经知要》：此书分上下两卷，分道生、阴阳、色诊、脉诊、藏象、经络、治则、病能共八篇。此书为最简要之读本，所选经文都有浅近注解，对于初学《内经》者，便于诵读。

（3）清·汪昂《素问灵枢纂约注》：此书分上中下三卷，分藏象、经络、病机、脉要、诊候、运气、审治、生死、杂病九篇。本书所选经文，以《素问》为主，《灵枢》次之，义取纂要，编次

---

*宋以后介绍仅择其要者。

不多，为辑要之较优者。

5. 专题发挥

【经脉】

（1）元·滑寿《十四经发挥》：此书分三卷，上卷为手足阴阳流注篇，中卷为十四经脉气所发篇，下卷为奇经八脉篇。《十四经发挥》是以《灵枢·本输》《素问·骨空论》等篇综合而成，有独到的见解和发挥，为研究经脉者必读之书。

（2）明·李时珍《奇经八脉考》：此书只一卷，根据《内经》所言的奇经八脉，并参考《难经》《伤寒论》《脉经》《针灸甲乙经》诸书，既订正了各经阴阳出入、输穴所注等；又对各脉之疾病变化，及其诊察治疗诸法，均有发挥，实为研究奇经八脉仅有的专书。

【病机】

专门研究病机的首推宋金·刘完素，其研究病机的书籍有以下 3 种：

（1）《宣明论方》：凡十五卷，一十二卷，列叙《素问》煎厥、薄厥、厥逆等六十二证。列人参散、小茯苓汤等六十六个处方（附方 2 个），每病先定某病机之所属，次引经文，再主方，使《内经》诸病，一一证实于临床。后十三卷，别为风、热、伤寒等十七门，其论述诸症，所列各方均本《素问》之大旨，对《内经》确有发挥。但该书的缺点首先是在六十二证中引据经文不明显，篇名不载于经文之首，而书于目录之下，使读者对照不便；其次该书虽言只限于《素问》，但其内容有出自《灵枢》者，仍引《素问》篇名，如胃寒肠热和胃热肠寒本出《灵枢·师传》，而误作书出《素问·五藏别论》等。

（2）《素问病机气宜保命集》：凡三卷，上卷列原道、原脉、摄生、阴阳、察色、伤寒、病机、气宜、本草等九篇专论。中下卷分载中风、疠风等二十三个病论，未附药略、诊法，悉本《素问》阴阳变气之理以立论。

该书引经明确，理论精详，并能随证出方。其内容专以病机、气宜为主，是本《素问·至真要大论》"谨候气宜，无失病机"而加以发挥而成的。所以该书病机、气宜二论尤为精详。

（3）《素问玄机原病式》：将《素问·至真要大论》病机十九条"诸风掉眩、诸痛痒疮、诸湿肿满、诸气膹郁、诸寒收引"五条归类为五运主病，在风、寒、暑、湿、火诸条病机中，又补充"诸涩枯涸，干劲皴揭，皆属于燥"，自此六气病机得以完善。以后言病机者，多据其说。可见对后世之影响较大。

唯该书以火立论者，十居八九，其余者仅居一二。这种重火言论，对后学不无影响。因此后世对此书论之较多，而张景岳改之尤甚。但著者因时因地，申明其义，阐发《内经》病机之旨，颇有发明，学者当取长补短，裨益良多。

6. 分类

明·张景岳《类经》：全书三十二卷，收《素问》《灵枢》经文合编为一，统一分类，共分为摄生、阴阳、脏象、脉色、经络、标本、气味、论治、疾病、针刺、运气、会通等十二类。何谓会通？曰"经文连属，难以强分，或附见于别门，欲求之而不得，分条索引，血脉贯矣，故十二曰会通类"。

宋以后把《灵枢》《素问》合并起来予以研究的，首推张景岳，本来这两部分经文，既互相关联，又互相补充，但是后人往往分别注释，这样对理解和贯通《内经》的精义是比较困难的。张景岳有鉴于此，因而把两书融合在一起，按其相同性质，拟立共同标题，以有关原文引列于下，详加注释；再按标题的性质进行分类。这样的分类方法，是可贵的。同时，在效用上，正如其所说，可以起到一定的"发隐就明，转难为易"的作用，对学习和研究《内经》确能解决许多比较困难的问题。

7. 通注

《素问》

（1）明·马莳《黄帝内经素问注证发微》：后人对本书訾议较多，如汪昂《素问灵枢类纂约注》，攻之尤甚："马注舛谬颇多，又随文敷衍，有注犹之无注者，反訾王注逢疑则默，亦不知量之过也。"马注虽有缺点，但不能一笔抹煞，其主要成就：①先把注文分成章节，而后说明梗概，使学者能够首先得其概念，易于理解。②对于经脉腧穴证治方面解释详细，为其他注家所不及。况《素问》不易注，一般学者不注，而马莳注之，如隐其珍而纂其瑕，这是不公道的。我们今天认为王注后几百年，无人对《素问》作全面之注释，马莳当属有功。

（2）明·吴崐《内经素问吴注》：该书分二十四卷。吴崐注《素问》，确有胜人之处，然有篡改经文之嫌。如《素问·生气通天论》原文："是故阳因而上，卫外者也。因于寒，欲如运枢，起居如惊，神气乃浮。因于暑、汗，烦则喘喝，静则多言，体若燔炭，汗出而散。"吴崐改为："是故阳因而卫外者也，欲如运枢，起居如惊，神气乃浮。因于寒，体若燔炭，汗出而散；因于暑，汗，烦则喘喝，静则多言。"笔者认为，吴注既引旧本，又大胆移动原文，务使医理简明，无可厚非。汪昂《灵枢素问类纂约注·凡例》对于吴注评语是："吴注间有阐发，补前注所未备，然多改经文，亦觉嫌于轻擅。"

（3）清·张志聪《素问集注》：该书是张志聪及其弟子28人集体注解的成就，以尽量发挥群众意见，不拾人之余唾，研究的深度超过马注，陈念祖推张注为汉后第一书，是有一定道理的。这种集体注解方法，是进步的、可取的。汪昂评论"尽屏旧文，多创臆解，恐亦以私意测度尊人者也"，足见汪昂的想法始终没有解放，而厚古自守如此。

（4）清·高士宗《素问直解》：书凡九卷。高士宗是张志聪的同学，张志聪的集注他也参加过，因为有些意见不同，所以又著此书。内容具有明白流畅、通达易解、说理不繁、措辞不费等优点。他对张志聪集注的看法是："义意艰深，其失也晦，余不得已，而更注之。"

（5）清·张琦《素问释义》：书凡十卷。此书的特点是：①择王冰本的篇次，而不用王冰之注。②林亿等新校正基本全部录用。③按其条理，重为诠释，疑者阙之，释义以少胜多，关于经文的字句，未轻率变动。

《灵枢》

宋以后对于《灵枢》的研究较少，金元时代医学虽然发达，但有关《灵枢》的研究却不多，而且由于《灵枢》晚出，一般人都认为是伪书，其价值不如《素问》，或者认为《灵枢》是研究针灸用的。至明代，学者对《灵枢》才注重起来，《灵枢》《素问》或《素问》《灵枢》往往并称，而金元时代，则以《素问》与《难经》并称，简称《素》《难》，通注《灵枢》者并不多。现存通注《灵枢》者有以下两种：

（1）明·马莳《黄帝内经灵枢注证发微》：书分九卷。马氏在书端指出："后之学者，视此书止为用针，弃而不学，以故医无入门，术难精诣，无以疗疾起危，深可痛惜。"马氏这样论断和认识是正确的，对后世注重《灵枢》的影响很大，马氏注《灵枢》，亦较所注《素问》强，而马氏长于针灸，故对于《灵枢》之经脉腧穴，以及刺法补泻，注解更佳。

汪昂对马注《素问》，批评为"舛谬颇多"；独于《灵枢》，多有称赞。他说："《灵枢》从前无注，其文字古奥，名数繁多，观者蹙额皱眉，医家率废而不读，至明始有马玄台之注，其疏经穴道，颇为释明，可谓有功后学。"从来畏难之书，注解乏人，医家向弃，若外马氏之注疏，流落至今，何堪设想。

（2）清·张志聪《灵枢经集注》：书分九卷。《素问注疏》告竣，又集体注释《灵枢》，较《素问》尤为显著，大家共著一书，在当时可谓盛举。

综上所述，所谓通注，就是对《内经》原文，全面加以注释，便于读者理解经文的精义奥旨。

（1）《素问注证发微》：把注文分成章节，而后说明梗概，易于理解，并对经脉腧穴证治方面解释详细，为其他注家所不及，但注解中发挥较少。

（2）《内经素问集注》：为集体注，发挥群众智慧，不拾人余唾，研究《素问》的深度超过马注。

（3）《内经素问吴注》：对《内经》有所发挥，但有移动修改经文之嫌。

（4）《素问直解》：注解通达易解、简单扼要，是唯一优点，但有轻率变动经文的缺点。

（5）《素问释义》：多采用黄元御的《素灵微蕴》的理论。

《内经》气化论

气化学说是中医学理论的重要组成部分，渗透到生理、病理、病因、诊断和治疗学各个方面，贯串于理、法、方、药每个环节。

气，含义甚广，在医学范畴中，一指维持人体生命活动必不可缺的、流行着的、无形的精微物质，如水谷之气、呼吸之气等；一指脏腑之气，如脾气、胃气、肾气、肺气、肝气、心气，以及营气、卫气、真气（元气）、宗气等。

气化，是指气的生成和变化。人体的脏腑器官、四肢百骸及营血精津液等都要靠气的生化才能得到滋养与成长。

《灵枢·决气》说："上焦开发，宣五谷味，熏肤、充身、泽毛，若雾露之溉，是谓气。"气化的全部过程，依赖五脏六腑的共同工作来完成。其中，脾和胃起着主要的作用。胃主纳谷，脾主运化，饮食经脾胃消化后，由脾将精微上输于肺，通过肺再把它输送到全身百脉之中，流行于五脏之间，然后到肾转化为精。这样由脾输肺、由肺到肾的过程，就是五行学说土生金、金生水的过程，也就是《素问·阴阳应象大论》所说"气归精""气生形"的过程。"气归精"是指气由阴精所化生，气有赖于阴精。"气生形"是指气也可以转化为筋、骨、脉、皮、毛、精、血，即形体。气与精、气与血、气与津液之间的关系，是对立的，又是统一的，是依存互根、消长转化的关系。由水谷之气化生为精气津液血脉，由无形化为有形，由一气繁育为"六气"，由六气"象变"为生、长、壮、老、死，包括语言、思维、运动、感觉等。化生不已，生命不息；化生停止，死亡到来。

脏腑的升降运动，脾主升，胃主降，为气化的重要枢纽；肝主升，肺主降；肾水宜升，心火宜降，正由于五脏升降出入运动平衡，不断地化生，才能有生命活动。脏腑的气化活动、升降出入，因某种原因，在某个环节有了破坏，则会成为疾病。如胃气不降反升则呕，脾气不升反陷则泻，肺气上逆则咳，肝气横逆则郁，肾水下降则遗精，心火上炎则失眠。故《素问·六微旨大论》说："出入废则神机化灭，升降息则气立孤危。故非出入，则无以生长壮老已；非升降，则无以生长化收藏。"

气化的动力，源于命门，由于元气的激发。气化失常致病，就应"审察病机，无失气宜"，调其气机，使归于平，恢复健康。故调理气机，使气化正常，则为治疗大法之一。

张景岳提出："气主于肺而化于精，神主于心而化于气，肌肉主于脾而土生于火，诸血藏于肝而血化于脾胃，精髓主于肾而受之于五脏""精中有气，气中有精之因，且凡上焦阳气不足者，必下陷于肾也，当取之于至阴之下；下焦真阴不足者，多飞越于上也，可不引之归源乎！所以治必求本，方为尽善"（《景岳全书·卷十六·虚损》）。"善补阳者，必于阴中求阳，则阳得阴助而生化无穷；善补阴者，必于阳中求阴，则阴得阳升而泉源不竭"（《景岳全书·卷五十·补略》）。正是宗阴阳气化之理而发挥。膀胱气化失常，水蓄为患，水津不能蒸布于上焦而消渴，水气不得通利下焦而为小便不利，仲景治以五苓散，助气化以行水。土不得火，湿气滋生，为痰饮化生之源；土湿则金寒，气不化水而生痰；土湿则肾寒，水不化气而成饮。《金匮要略》提出"当以温药和之"，实助阳以复气化。叶天士治湿热，提出"通阳不在温而在利小便"（《温热经纬·叶香岩外感温热篇》），以淡渗之品通利小便，俾达湿去热透，气化得行，有除湿之功，而无助热伤阴之过，均系善用气化学说之先哲。它如芬香以化湿，补气以生血，益气以化津，补肾以养肝，补气以固脱，保津以救血，养血以生津等治法，无一不与气化有关。

从现代医学观点看来，气化过程近似于新陈代谢的机体自我更新的过程。"化生精，气生形"体现了同化作用的方面，属于物质和能量的储存。同时"精化为气"，体现了异化作用方面，属于物质分解和能量的释放。机体正是由于这个"能量"才表现出各种生命现象。

《内经》病机辨析

病机学说，是中医学伟大宝库中的重要财富，是《中医基础理论》的主要内容，是辨证的基础、施治的依据。

追溯病机学说的源头，在于我国第一部医书《内经》。《素问·至真要大论》精辟地提出了十九条具有代表性的病机变化，简称"病机十九条"。

病机十九条，为正确地认识人体在各种致病因子的作用下，所产生的一系列病机变化，是中医学关于病因病机学知识最早的成功探索。几千年来，一直在临床实践中起着执简驭繁的指导作用。

正因为如此，病机十九条一向为历代医家所重视，并有不同程度的研究和发挥。然而，过去的研究方法，有的从五运六气太过不及立论，以经解经，难懂难明；有的随文顺释，从理论到理论，不免脱离临床实际。又兼经文词深义奥，各注家见解不一，初学者如歧路亡羊，无所适从。有鉴于此，笔者本着"古为今用""推陈出新"的方针，详求经旨，引申演绎，力求理论联系实际，以期更好地应用于临床实践。

《素问·至真要大论》

帝曰：愿闻病机何如？岐伯曰：诸风掉眩，皆属于肝；诸寒收引，皆属于肾；诸气腈郁，皆属于肺；诸湿肿满，皆属于脾；诸热瞀瘛，皆属于火；诸痛痒疮，皆属于心；诸厥固泄，皆属于下；诸痿喘呕，皆属于上；诸禁鼓栗，如丧神守，皆属于火；诸痉项强，皆属于湿；诸逆冲上，皆属于火；诸胀腹大，皆属于热；诸躁狂越，皆属于火；诸暴强直，皆属于风；诸病有声，鼓之如鼓，皆属于热；诸病胕肿，疼酸惊骇，皆属于火；诸转反戾，水液浑浊，皆属于热；诸病水液，澄澈清冷，皆属于寒；诸呕吐酸，暴注下迫，皆属于热。

一、病机的意义

病机，就是研究疾病的原因，辨别疾病的部位，分析疾病的变化，归纳疾病类型的机要。因此，病机属于辨证的主要内容之一。正如明·张景岳说："机者，要也，变也，病变所由出也。"临床中，只有掌握病机，做到有的放矢，才能收到满意的效果。

由于病生于内，证现于外，因而《素问·至真要大论》提出的病机十九条，就是根据内脏生理功能的常异，结合多种不同病因，把许多错综复杂而又类似的症状，归纳在病机之内。这种归类方法，虽不能概括所有病证，至少能在临床应用时起到执简驭繁的作用。

二、病机的分类

根据病机的内容，可归为"五脏病机"和"六淫病机"两类。

（一）五脏病机

1. 肝

"诸风掉眩，皆属于肝"

【词解】

①风：风有"内风"与"外风"之分。内风，如肝风内动、阴虚风动、热极生风等。

②诸：众也，不定的多数。

③掉：摇也，肢体动摇、震颤。

④眩：头晕目眩。

⑤皆：全部，大多数。

⑥属：有关之意。

【释义】

外风侵袭，可见头眩眼花等症状。内伤病变，出现肢体震颤抽搐，头目眩晕等症状，多由肝风内动等风证所致。

【解析】

风气通于肝。肝主疏泄，性喜条达舒畅，其充在筋。肝之经脉连目系，上出额与督脉会于巅。因外风侵袭，或情志不舒，疏泄失常，郁而化热，热盛化火生风，故产生上述一系列症状。

【临床例证】

（1）肝阳上亢：主要表现为头晕胀痛，目眩，面部烘热，急躁易怒，或兼见肢麻震颤等症状。此为肝郁化热，热久伤阴，阴虚阳亢，风阳循经上扰头部所致。又因肝阴不足，筋脉失养，故兼见肢麻震颤。治宜平肝潜阳熄风。方用天麻钩藤饮加减。

（2）肝风内动：主要表现为卒然昏倒，不省人事，牙关紧闭，面赤气粗，两手握固，并伴有口眼㖞斜，半身不遂等症状。此为阳亢风动，化火生痰，风火挟痰；血随气逆，上窜巅顶，横走经络；痰火内阻，蒙蔽神明所致。先宜辛凉开窍法，方用安宫牛黄丸；再用平肝潜阳、熄风祛痰法，方用羚角钩藤汤加减。

【类证鉴别】

真武汤证：本证当与伤寒误汗、阳虚水泛之真武汤证作鉴别。如《伤寒论》第八十四条："心下悸，头眩，身瞤动，振振欲擗地者，真武汤主之。"肾阳虚，不能行气化水，水液上泛则心悸，气不上升则头眩。阳虚筋肉失其温养，经脉失其主持，则身体肌肉跳动，而有抖站不稳，欲倒之象，即《素问·生气通天论》所谓"阳气者，精则养神，柔则养筋"之意。治宜温阳行水，方用真武汤。

【附方】

（1）天麻钩藤饮　《杂病证治新义》

天麻 15g，钩藤 25g，石决明 40g（先煎），山栀子 15g，黄芩 15g，川牛膝 20g，杜仲 15g，益母草 20g，桑寄生 40g，首乌藤 25g，茯苓 25g，水煎服。主治头痛眩晕，耳鸣眼花，震颤，甚或半身不遂。据药理试验，有降压作用。临床上，对高血压阴虚阳亢所致的头痛，脑血管意外所致的半身不遂，均可酌情应用。

方义：天麻、钩藤、石决明平肝潜阳熄风；川牛膝、杜仲、桑寄生补肝肾、壮筋骨。热郁于肝，易伤阴液，故用山栀子、黄芩、益母草清热泻火；肝阳上亢，易扰心神，故可用首乌藤、茯苓宁心安神。诸药合用，共奏平肝潜阳、清热熄风之功。

（2）安宫牛黄丸　《温病条辨》

牛黄、郁金、犀角、黄芩、黄连、雄黄、山栀子、朱砂各 50g，冰片、麝香各 12.5g，珍珠 25g，研末为蜜丸。本方为清热开窍豁痰的重要方剂。凡高热烦躁、热邪内陷、神昏谵语等实热之证均可使用。临床中对流行性乙型脑炎、流行性脑脊髓膜炎、中毒性痢疾、尿毒症、脑血管意外、中毒性肺炎等病均有显效。

方义：牛黄、犀角、麝香、冰片清心开窍，郁金宣窍解郁，黄连、黄芩、山栀、雄黄泻火解毒，朱砂、珍珠镇心安神。诸药合用，具有清心开窍、豁痰安神之效。

（3）羚角钩藤汤　《通俗伤寒论》

羚羊角 2.5～5g（先煎），钩藤 15g（后下），桑叶 10g，川贝母 20g，竹茹 25g，生地黄 25g，菊花 15g，白芍 15g，茯神 15g，甘草 5g，水煎服。用于肝经热盛，热极动风所致的高热不退，烦闷躁扰，手足抽搐，甚至神昏，发为痉厥。

方义：用羚羊角、钩藤、桑叶、菊花，清热凉肝熄风止痉；阳亢风动既可耗伤阴液，又可化火生痰，故用生地、白芍、甘草滋阴养血以柔筋；川贝、竹茹、茯神清热化痰安神。诸药配合，确有平肝熄风、祛痰止痉之妙。

本方与天麻钩藤饮同为平肝熄风之剂，但天麻钩藤饮偏于清热，兼能养血安神；羚角钩藤汤偏于止痉，兼能化痰通络。

（4）真武汤　《伤寒论》

制附子 15g，白术 10g，云茯苓 15g，白芍 15g，生姜 15g，水煎服。本方用于脾肾阳虚，水气内停。症见小便不利，肢体浮肿，四肢沉重疼痛，或外感风寒，发汗，汗出不解，其人仍发热恶寒，心悸头眩，身瞤动，振振欲擗地等。近代，临床常用本方加减治疗慢性肾炎、心源性水肿、梅尼埃病等。

方义：用附子之辛热，内温肾阳，化气行水，外煦卫气，温经而散寒；白术苦温健脾燥湿；茯苓甘平淡渗利水；生姜温胃，兼解表寒；白芍敛阴利水，使水去而不伤正。诸药合用，脾肾阳气得复，则水邪自解，卫气充而表邪自去。如此则阳虚水泛之证，庶几可愈。

2. 肾

"诸寒收引，皆属于肾"

【词解】

收引：收敛拘急之意，形容形体拘挛，筋骨关节屈伸不利等现象。

【释义】

外寒侵袭经脉，导致气血不畅，筋骨失养而收引拘急，但寒邪传里出现同样病变，多与肾有关。

【解析】

寒为阴邪，其性凝滞收引。多种寒邪袭人，流注经络，气血失畅，便会引起形体拘急、关节屈伸不利等症状。寒分内、外两种。外寒常表现表证。肾为寒水之脏，内寒常伴肾阳虚之证。肾阳具有温通经脉，化气行水等作用。而经脉有运行气血，营运阴阳，濡润筋骨，滑利关节的功能。所以阴寒内盛伤及肾阳，便会出现收引拘急等症。反之，此类症状，若非外寒所成，必由内寒肾阳虚衰所致。

【临床例证】

少阴寒化证：主要表现为肢厥蹉卧，身痛腹痛，下利清谷，脉微欲绝等症状。此为肾阳不足，阴寒内盛，阳气不能布达于四肢，血行不畅，进而导致脾阳虚衰。治宜回阳救逆，方用四逆汤。

【类证鉴别】

历节风：亦有表现为肢体收敛拘急，关节疼痛者。不同的是患者身体发热，关节红肿。本证系由风、寒、湿郁久化热为患，或赤足涉水，或坐卧湿地，或汗出当风所致。治宜散风祛湿、清热降逆，方用桂枝芍药知母汤。

【附方】

（1）四逆汤　《伤寒论》

制附子15～25g，干姜15g，炙甘草20g，水煎服。本方用于阳气衰微、阴寒内盛之证。症见四肢厥逆，恶寒蹉卧，肢节疼痛，下利清谷等。动物实验证实，本方有升压强心作用。

方义：用附子之辛热助肾阳以温经，干姜温中散寒，炙甘草补中健脾，三药合用，共奏回阳救逆之功。

（2）桂枝芍药知母汤　《金匮要略》

桂枝20g，芍药15g，甘草10g，麻黄10g，生姜25g，白术25g，知母25g，防风15g，附子10g，水煎服。本方适用于历节病中风湿偏盛，流注筋骨关节，气血失畅，日久化热之证。

方义：麻黄、桂枝、防风、白术同用取其散风兼祛表里之湿；芍药、知母滋阴清热；生姜、甘草调胃和中，合附子温经以复阳。诸药虽寒热并用，但以温热药较多。故阳热偏盛，关节红肿者，当去附子之辛热，加入黄柏、忍冬藤等清热燥湿、解毒通络之品。

3. 肺

"诸气膹郁，皆属于肺"

【词解】

①膹：喘促气急。

②郁：痞闷不通。

【释义】

由于气机不利，而出现喘促、胸闷等疾患，大多与肺有关。

【解析】

肺居胸中，主气司呼吸，又主宣降。外邪入肺，痰浊阻肺，或他脏之病影响于肺，导致肺失宣降，均可出现上述症状。

【临床例证】

（1）肺热咳喘：主要表现为咳喘，痰黄黏稠，痰出不爽，胸闷胸痛等症。此为邪热入肺，炼液成痰，肺气不宣所致。治宜清热宣肺，祛痰平喘。方用麻杏甘石汤。

（2）痰浊阻肺：主要表现为痰白量多，胸闷气促，甚至不能平卧等症。此为痰浊阻肺，肺失肃降，气机不畅所致。治宜祛痰平喘，肃肺降气。方用二陈汤合三子养亲汤。

【类证鉴别】

肾不纳气：本证亦见咳嗽气喘，特点是呼多吸少，上下气不相续接，动则汗出喘甚，此为阴亏气少，肾失摄纳，肺肾不交所致。治宜补肾纳气，化痰定喘。方用都气丸、人参胡桃汤。

【附方】

（1）麻杏石甘汤　《伤寒论》

麻黄 10g，杏仁 15g，炙甘草 7.5g，石膏 30g（先煎），水煎服。本方用于外感风邪，邪热闭肺，或风邪化热入里，热壅于肺所致的咳喘之证。临床常用于急性气管炎、小叶性肺炎、大叶性肺炎等。本方加麦冬、天花粉、金银花等味，对小儿肺炎尤有显效。

方义：麻黄与石膏同用，变辛温为辛凉，能清宣肺中郁热；佐杏仁降肺气以定喘，炙甘草润肺，能调和诸药；从而共奏清热宣肺定喘之功。

（2）二陈汤　《太平惠民和剂局方》

制半夏 250g，陈皮 250g，茯苓 150g，炙甘草 75g（一方加生姜 7 片、乌梅 1 个）共为粗末，每服 20g，水煎热服。或改用汤剂，药量酌减，水煎服。本方是治疗湿痰之主方。凡痰饮之证、咳喘、呕恶、痞满壅塞等湿痰停蓄之证均可应用。临床中，该方对老年性慢性气管炎及肺气肿疗效显著。

方义：用半夏辛温燥湿化痰，和中止呕；陈皮理气化痰；痰由湿生，故以茯苓健脾利湿；炙甘草和中补脾，使脾健则湿化痰消。

（3）三子养亲汤　《韩氏医通》

苏子 15g，白芥子 10g，莱菔子 15g，水煎服。本方为常用之平喘化痰之剂。用于气实痰盛、咳嗽喘满之证。

方义：苏子降气化痰；白芥子畅膈除痰；莱菔子消食化痰。如此则气降痰除，喘满自解。

临床应用：二陈汤与三子养亲汤合用，对痰浊阻肺之气喘，以及老年性慢性支气管炎、肺气肿等均有较好效果。

（4）都气丸（汤）　《医宗己任编》

熟地 40g，山萸肉 20g，山药 20g，茯苓 15g，丹皮 15g，泽泻 15g，五味子 10g，水煎服。

方义：方中重用熟地滋肾填精，山萸肉养肝肾而涩精气，山药补脾肾以资运化，使肾阴生化有源，这是补的一面。又用泽泻去肾之湿浊，使熟地滋而不腻；丹皮泻肝火，以制山萸肉之温；茯苓淡渗脾湿，以助山药之健运。六味补泻兼用，相辅相成，加入五味子取其滋肾敛肺、止汗涩精，诸药合用共成补肾纳气之功。

（5）人参胡桃汤（一名观音散）　《经验良方》

人参 15g，胡桃肉 3 个去皮（一方有杏仁），水煎服。本方治肺虚喘嗽，胸满气急，不能睡卧。

方义：人参补气生津，补脾益肺，以济下元之不足；胡桃肉补肾助阳，补肺敛肺，以治久咳气喘。二味合用，共收补肺益肾之功。

临床应用：都气汤、人参胡桃汤合用，对肾不纳气之虚喘，效果显著。

4. 脾

"诸湿肿满，皆属于脾"

【词解】
①肿：皮肤四肢浮肿。
②满：指腹内胀满。

【释义】
多种湿邪引起的浮肿、胀满等疾患，多与脾有关。

【解析】
脾主运化水湿，所以无论外湿或内湿浸渍于脾，脾阳被困，运化失常，就会出现上述症状。

【临床例证】
脾虚水肿：主要表现为周身水肿，腰以下较重，腹胀，纳少、便溏等症。此为水湿内停中焦，脾阳不运，外溢肌肤所致。治宜温中燥湿，健脾利水。方用实脾饮。

【类证鉴别】
（1）肾虚水泛：亦有周身浮肿，腹胀满。水肿以下肢为甚，但伴有腰痛、腰膝酸软、畏寒肢冷、面白等肾虚之象。治宜温阳利水。方用真武汤加减。
（2）痰浊阻肺：由于肺失宣降，湿浊中阻，亦可见肿满之症。治宜燥湿化痰。方用二陈汤加味。

【附方】
实脾饮　《济生方》
白术、白茯苓、厚朴、大腹皮、草豆蔻、木香、木瓜、附子、干姜各 50g，炙甘草 25g，共为粗末，每服 20g，生姜 4 片、大枣 1 枚，水煎温服。本方适于阴水。凡证见肢体浮肿，身半以下尤甚，胸腹胀满，便溏溲少者，均为脾土虚弱兼有水湿停聚之实，此方可用。
方义：白术、白茯苓、炙甘草健脾渗湿利水；木瓜入肝，木达则土不壅；厚朴、大腹皮、草豆蔻、木香行气导滞，气顺水行，胀满自消；附子配干姜温肾助阳，化气行水；生姜合大枣健脾和胃调中。诸药合用，其病自除。

5. 心

"诸痛痒疮，皆属于心"

【词解】
痒疮：痈、疽、疔及多种皮肤病的总称。

【释义】
多种发生痛痒的疮疡，多与心有关。

【解析】
心主血脉，热郁脉中，则气血凝滞，热轻则痒，热重则痛。所致局部红、肿、痛、痒的疮疡，多属阳证。

【临床例证】
阳性疮疡：多因热毒蕴结，局部气血痰湿郁滞而成。局部红、肿、热、痛，甚者身热恶寒。治宜清热解毒，消肿排脓，活血止痛。方用仙方活命饮。

【类证鉴别】
阴疽：一切阴疽，色白不红，不肿或漫肿而不痛者。治宜温养和阳，祛痰解凝。方用阳和汤。

【附方】

（1）仙方活命饮　《外科发挥》

穿山甲、白芷、天花粉、皂角刺、当归尾、甘草、赤芍、乳香、没药、防风、贝母各 5g，陈皮、金银花各 15g，水煎服。凡痈疮肿毒，属于阳证而伴实者，均可使用。脓未成者，服之使其散；脓已成者，服之使其溃。煎汤可内服，药渣捣烂可外敷。

方义：用金银花清热解毒；防风、白芷散风消肿；甘草、贝母、天花粉清热散结；赤芍、当归尾、乳香、没药活血通络，散瘀止痛；重用陈皮行气化滞；穿山甲、皂角刺透络消肿排脓。合而用之，有清热解毒、消肿排脓、活血止痛之功。

（2）阳和汤　《外科证治全生集》

熟地 50g，白芥子 10g，鹿角胶 15g，肉桂 5g，炮姜炭 2.5g，麻黄 2.5g，生甘草 5g，水煎服。本方是治疗一切慢性虚弱性阴疽的良方。如对肠系膜淋巴结核与腹膜结核均有肯定的疗效。

方义：方中重用熟地甘温补血，鹿胶养血助阳；炮姜温中散寒回阳，肉桂入营温通血脉，二药共用能使血脉畅行；麻黄达卫通络，使熟地、鹿角胶补而不滞；白芥子祛痰，散结消肿；甘草调和诸药。合而用之，共奏温养和阳，祛痰解凝之功。

6. 下

"诸厥固泄，皆属于下"

【词解】

①厥：有两种含义，一为手足厥冷；一为气血逆乱的昏厥。

②固：二便不通。

③泄：二便不固，如泄泻、小便失禁等。

④下：指下焦，包括肝、肾、膀胱。

【释义】

手足厥冷、昏厥，二便不通，泄泻，小便失禁等，多属于下焦的病变。

【解析】

下焦病变主要责之于肝肾。肝藏血，主疏泄气机，肝气郁，气机不利，或肝气逆，则厥；肾主水，开窍于二阴，与膀胱相表里，故二便之症，多关于肾。

【临床例证】

（1）肾阳虚弱：一方面，因肾阳虚，水不化气，固摄失权，膀胱失约而致小便失禁。治宜固摄肾气。方用桑螵蛸散与缩泉丸合用。另一方面，因肾阳虚，不能温煦脾脏，脾失健运而致大便溏泄，鸡鸣登厕。治宜温补脾肾。方用四神丸之类。

此外，肾阳虚，阳气不行，浊阴凝聚，腑气不通，大肠传导无力，则可引起便秘，多见于老年人。治宜温阳通便。方用半硫丸。而肾阳虚导致的水肿，因水液内停，溢于肌肤，又可出现尿少、尿闭。治宜温肾助阳，化气行水。方用济生肾气汤加味。

（2）薄厥：出于《素问·生气通天论》："大怒则形气绝，血菀于上，使人薄厥。"暴怒伤肝，血随气升，蒙蔽清窍，则卒然昏厥，口噤握拳，不省人事。治宜舒肝理气降逆。方用五磨饮子加味。

【类证鉴别】

脾阳虚：亦见泄泻，完谷不化。但同时伴有腹中冷痛，腹满时减，得温则舒等脾虚中寒之象。治宜温中健脾。方用理中汤。

【附方】

（1）桑螵蛸散　《本草衍义》

桑螵蛸、远志、石菖蒲、龙骨、人参、龟板、茯神、当归各等份，睡前，党参汤调下 10g，也可作汤剂水煎服。本方不仅可以益肾固下，而且还可以补气安神。

（2）缩泉丸 《妇人良方》

乌药、益智仁各等份，共研细末，酒煮山药末糊为丸，如梧桐子大，每服 10～15g。本方可温肾祛寒，能治小便频数、失禁及遗尿等症。

方义：桑螵蛸散与缩泉丸二方均有温肾涩尿、固摄肾气之功，合用治小便频数或遗尿效果更佳。方用桑螵蛸、益智仁、乌药温肾涩小便止遗、固摄肾气；茯神、远志、石菖蒲、龙骨、龟板安神定志，并使心肾交通；党参、山药、当归补脾益气养血。诸药合用则有固摄肾气、益气养血安神之效。

（3）四神丸 《证治准绳》

破故纸（补骨脂）200g，五味子150g，肉豆蔻100g，吴茱萸50g，枣肉为丸，每服10g。本方可以温补脾肾，固涩止泻。

方义：破故纸善补肾阳以温脾；肉豆蔻暖脾止泻，吴茱萸温中祛寒；五味子收敛固涩，生姜、大枣温胃散寒，兼能补脾。如此肾阳充，脾气壮，腹泻自止。本方对慢性结肠炎、肠结核等均有一定疗效。

（4）半硫丸 《太平惠民和剂局方》

半夏、硫黄，研细面，姜汁同熬，蒸饼末和丸。每次2.5g，每日2次，开水送下。本方可治冷秘、虚秘。

方义：硫黄入肾，补火助阳，通利大肠。半夏、姜汁合用则和胃祛寒、降逆散结。诸药合用，则阳气得行，腑气得通，大便自调。

（5）济生肾气汤 《济生方》

熟地30g，山药15g，山萸肉15g，泽泻10g，茯苓10g，丹皮10g，肉桂5g，附子5g，车前子10g，牛膝10g，水煎服。本方可用于肾阳不足，腰重脚肿，周身浮肿，小便不利等证。

方义：本方为肾气丸加牛膝、车前子而组成，即补肾滋阴药与温阳利水药共用。方中肉桂、附子温补肾阳，化气行水；更加牛膝、车前子利尿则消肿之力更强。然纯用热药势必伤阴，配六味以滋阴，使阳有所附，如此则阴阳协调，邪去正复。

（6）五磨饮子 《医方集解》

乌药、槟榔、木香、沉香各5g，枳实4g，水煎服。本方主治暴怒气厥，不省人事，兼治脾胃气滞胀满等症。

方义：方中多是辛温芳香之品。具有舒肝解郁，行气理脾降气等作用。如此，则肝木条达，脾土得疏，逆气得降，气血因和，则暴怒昏厥、气滞胀满等症自可迎刃而解。

（7）理中汤 《伤寒论》

人参7.5g，干姜10g，炙甘草5g，白术15g，水煎服。本方功效在于温中祛寒，补气益脾，可以振奋脾阳，治理中焦脾胃阳虚寒盛之证。

方义：人参、白术、炙甘草补中健脾，干姜温中散寒。如此则脾健寒除，腹泻自止。

7. 上

"诸痿喘呕，皆属于上"

【词解】

①痿：指四肢痿软无力，手不能握物，足不能任地而言。临床以下肢为多见。

②呕：有声无物为干呕，有声有物谓呕吐。

③上：指上焦肺而言。

【释义】

痿证和喘呕等疾患，与上焦病变有关。

【解析】

上焦包括肺、心等脏。肺主气，外合皮毛，行营卫，布津液，内而充养脏腑，外而濡润肌肤筋脉。肺热伤津，筋脉失养，即可形成痿证，即《素问·痿论》："五脏因肺热叶焦，发为痿躄。"又，肺之经脉起于中焦，肺气上逆则喘；胃气上逆则呕，二者又有一定联系。多见于肺失肃降，进而影响于胃，导致喘呕并见。

【临床例证】

（1）肺胃津伤：本病多见于小儿。初起发热汗出，咳嗽，恶心呕吐，或昏睡，或身痛敏感，不愿抚抱。三四日后热退，突然一侧或两侧下肢痿软无力，足不能任地，此为湿热病毒侵袭肌表，流注经络，累及肺胃所致。表热、呕吐症状虽减，然肺胃津伤，邪伏经络，筋脉肌肉失养，故见痿证。治宜清热解毒，燥湿通络。方用葛根芩连汤加白芍、金银花、生石膏、全蝎、蜈蚣等味。

（2）小儿顿咳（百日咳）：临床主要表现为顿咳有回声，且伴有呕吐涎沫，甚则面目浮肿。此为肺气上逆，进而影响于胃所致。治宜清肺化痰，降逆止咳。常用方药：瓜蒌15g，二冬各10g，百部7.5g，冬瓜仁10g，竹茹5g，清半夏2.5g，川贝7.5g，黄芩5g，茅根7.5g，侧柏7.5g，桔梗5g，葶苈7.5g，甘草5g，水煎服。

【类证鉴别】

阴虚痿：亦为手、足痿软无力，纵缓不收，乃因酒色过度，下焦肝肾之火燔灼筋骨所致。治宜补阴清热，健筋壮骨。方用虎潜丸。

【附方】

（1）葛根芩连汤 《伤寒论》

葛根15g，黄芩10g，黄连10g，炙甘草5g，白芍15g，金银花20g，生石膏20g，全蝎2.5g，蜈蚣1条，水煎服。解表药与清里药并用，外可解表，里可清热，能宣降肺气，升发脾胃之阳气。

方义：葛根解邪伏肌表之邪，黄芩、黄连、金银花清热解毒燥湿。加白芍、生石膏养阴生津；全蝎、蜈蚣通络，甘草和中安正。诸药合用，则热毒去，津液生，络脉通，筋骨肌肉得养，痿证自除。

（2）虎潜丸 《证治准绳》引丹溪方

龟板、黄柏各200g，知母、熟地各100g，牛膝175g，白芍75g，锁阳、虎骨、当归各50g，陈皮35g，干姜25g，为蜜丸重10g，每次1丸，早晚空腹服，白水送下。本方用于肾阴不足，精血虚亏之筋骨痿软，步履艰难。

（二）六淫病机

1. 火

[1] 诸热瞀瘛，皆属于火

【词解】

①瞀：有两种含义。一指神志昏迷，二指视物不清。

②瘛：手足抽搐。

【释义】

高热神志昏迷、四肢抽搐等症状，大多与火邪有关。

【解析】

火性炎上，热之极为火，热盛伤阴，最易化火生风。

【临床例证】

（1）小儿急惊风：临床表现为高热神昏，四肢抽搐，二目天吊。此为热极化火生风，火扰神明，灼伤津液，筋脉失养所致。治宜清心开窍，镇痉熄风。方用牛黄安宫散、千金散合用。

（2）热邪逆传心包：出现神昏、谵语等症。治宜清心开窍。方用牛黄安宫丸之类。

【附方】

千金散 《万病回春》

全蝎、僵蚕各15g，天麻、黄连各20g，胆南星、甘草各10g，牛黄0.3g，冰片20g，共为细面。本方可镇静、定搐、安神。用于小儿急惊风。

方义：全蝎、僵蚕熄风止痉；黄连、胆南星、甘草解毒泻火祛痰镇静；牛黄、冰片清心解毒，豁痰开窍，镇心安神。诸药合用，共收镇静、定搐、安神之功。

[2] 诸禁鼓栗，如丧神守，皆属于火

【词解】

①禁：即口噤，牙关紧闭。

②鼓栗：即鼓颔战栗，颤抖之意。

③如丧神守：心神惶恐不安，神不守舍之意。

【释义】

凡属口噤不开，寒栗颤抖不已，心神惶恐等症，多为火邪内攻所致。

【解析】

火邪最易耗气伤阴。火热炽盛，阳气不能外达，神明被扰，故见上述症状。

【临床例证】

热郁正虚：身热，恶寒战栗，烦躁口渴，甚至神昏口噤。此为温热化火，火邪内攻，上扰神明，气阴两伤所致。治宜益气扶正，养阴生津。方用竹叶石膏汤。

【类证鉴别】

疟疾：多为感受时令邪气，至秋而发。发作有时，寒战热争。临床又分温、寒、间日、三日疟四种。治宜祛邪截疟，和解枢机。常用方药：青蒿、常山、柴胡、黄芩、半夏、甘草、生姜、大枣之类。

【附方】

竹叶石膏汤 《伤寒论》

竹叶2把，生石膏50～100g，半夏15g，麦冬15g，人参10g，炙甘草5g，粳米10g，加菖蒲、郁金、胆星、竺黄各10g，水煎服。本方可以清热生津，益气养胃。不仅可用于中暑，而且还可用于热病后期，或中期口渴不止者。加味取其开窍涤痰，以治口噤。

方义：用人参、麦冬、炙甘草、粳米补气生津兼养胃液，竹叶、石膏清热除烦，半夏、菖蒲、郁金、胆星、竺黄降逆化痰开窍醒神。诸药合用则正扶津生，痰除神清，口噤惶恐之证，庶几可愈。

[3] 诸逆冲上，皆属于火

【词解】

逆冲上：指逆气上冲而言，如呕吐、呃逆之类。

【释义】

逆气上冲，所导致的呕吐、呃逆等疾病，与火邪有关。

【解析】

胃气则以下降为顺。火邪客胃，火性炎上，胃气上逆，就会引起上述症状。

【临床例证】

（1）胃热呕吐：表现为食入即吐，呕吐苦水，口渴烦躁等证。此为火邪犯胃，胃气上逆所致。治宜清热和胃降逆。方用温胆汤加石斛、山栀。

（2）食积化热呕吐：表现为呕吐酸腐或吐黄水，兼见面赤，腹胀，便燥，此为饮食停滞，郁而化热，胃气上逆所致。治宜清热和胃，降逆润燥。方用二陈汤与调胃承气汤合用。

（3）热证呃逆：表现为呃声频作，声高响亮，口渴，便燥，尿黄等症。此为胃火上逆所致。治宜清热降逆通便。方用调胃承气汤与旋覆代赭汤合用。

【类证鉴别】

虚证呃逆：呃声连续，阵阵发作，声微不爽，困闷不安，容易出汗。此为中气素虚或年老体弱，清阳不升，浊阴上逆所致。治宜补中调气，升阳降逆。方用补中益气汤加半夏、吴茱萸、生姜。

【附方】

（1）温胆汤　《三因极一病证方论》

陈皮、半夏、茯苓各 10g，枳实、竹茹、甘草各 5g，加山栀 15g，石斛 15g，水煎服。本方用于痰热扰胆所致的头眩、心慌、恶心易呕、不寐等症。

方义：方名温胆，实为和胃，半夏、竹茹，加石斛、山栀，降逆止呕清泄胃热，兼治烦躁；茯苓、甘草健脾渗湿；陈皮、枳实调中理气，气顺则湿浊自除。诸药合用共奏清热和胃降逆之功。

（2）调胃承气汤　《伤寒论》

大黄 15g，元明粉 15g，炙甘草 7.5g，水煎服。元明粉冲服。本方可以泄热通便，润燥软坚。

方义：方中大黄泄热，芒硝软坚，甘草和中使其热从下解，以和胃气。

（3）旋覆代赭汤　《伤寒论》

旋覆花 15g，人参 10g，代赭石 15g，半夏 15g，炙甘草 10g，生姜 15g，大枣 2 枚，水煎服。本方可以补气镇逆，化痰安胃，用于胃气上逆，噫气不除，呕吐咽干，痰黏如胶等症。

方义：旋覆花、代赭石、半夏降气化浊镇逆，人参、大枣、炙甘草和胃安神。调胃承气汤、旋覆代赭汤合用，共收清热和胃、降逆通便之功。

（4）补中益气汤　《脾胃论》

黄芪 25g，党参 20g，白术 20g，炙甘草 10g，当归 15g，陈皮 5g，升麻 5g，柴胡 5g，加半夏 15g，吴茱萸 5g，生姜 3 片，水煎服。本方可以升阳益气，调补脾胃。用于脾胃气虚，中气下陷诸证。加味可治中气不足的呃逆。

方义：黄芪、党参、白术、炙甘草补气健脾和中，当归养血以助气；少佐陈皮理气，使其补而不滞。黄芪配升麻、柴胡以升举清阳，加入半夏、吴茱萸、生姜温阳以降浊阴之逆。诸药合用共奏补中调气，升阳降逆之功。

[4] 诸躁狂越，皆属于火

【词解】

①躁：躁动不安。

②越：失其常度，如登高而歌，弃衣而走等。

【释义】

躁动不安、精神失常的疾病，与火邪有关。

【解析】

热之极为火，火盛生痰，痰火扰心，故导致上述病症。

【临床例证】

痰火扰心：表现为狂躁妄动，哭笑无常，骂詈不识亲疏。此为情志过极，郁而化火，火盛生痰，痰迷心窍所致。治宜清心开窍，涤痰泻火。方用礞石滚痰丸加石菖蒲、郁金、胆星、竺黄等味。

【类证鉴别】

高热谵语：在阳明实热证中，见大热、大渴、大汗、脉洪大的同时，热扰神明，亦常见谵语、狂躁之状。治应清气泄热，除烦生津。方用白虎汤。

【附方】

（1）礞石滚痰丸 《丹溪心法附余》

大黄、黄芩各400g，煅礞石50g，沉香25g，为末，水泛为小丸，每次50～10g，每日2次。加石菖蒲、郁金、胆南星、天竺黄各10g，煎水送服。本方功在降火逐痰。主治实热顽痰发癫狂之证。

方义：礞石、大黄、黄芩为涤痰泻火之品，佐用沉香以降气，加石菖蒲、郁金、胆星、天竺黄清心开窍醒神。诸味合用，癫狂可除。

（2）白虎汤 《伤寒论》

石膏50～100g，知母30g，甘草10g，粳米10g，水煎服。本方为清气泄热、除烦生津之剂。用于阳明热盛、上扰神明之证。

方义：石膏、知母清泄肺胃之热，甘草、粳米益胃生津。四味合用则有清热除烦、生津止渴之效。

[5] 诸病胕肿，疼酸惊骇，皆属于火

【词解】

①胕肿：胕：一作症状解为"浮"，即浮肿；一作部位解为足背，即足背肿。

②骇：即惊恐，不安之状。

【释义】

症见肿、痛、酸、重，惊恐不安，多与火邪有关。

【解析】

火热之邪，留阻经络，气血凝滞，往往导致患部肿痛，甚至内扰神明，出现惊恐不安等症。

【临床例证】

阳性疮疡：局部表现为红、肿、热、痛；神志表现为惊恐不安。治宜清热解毒。方用仙方活命饮之类。

2. 热

[1] 诸病有声，鼓之如鼓，皆属于热

【词解】

鼓之如鼓：形容腹胀大，叩之有鼓音。

【释义】

腹胀大、叩之呈现鼓音的疾病，与热邪有关。

【解析】

因肥甘厚味失于节制，"肥则令人内热，甘则令人中满"，热积中焦，或肝气犯胃，湿聚热郁，或气滞水停，血行不畅，均可导致鼓胀。

【临床例证】

（1）小儿疳疾：表现为腹大如鼓，青筋暴露，头大脖细，口唇干燥，大便不爽，矢气恶臭等状。此为饮食不节，热积中焦，脾胃失常所致。治宜健脾化积消疳。方用肥儿丸之类。

（2）鼓胀（单腹胀）：表现为腹胀大，色苍黄，络脉突起，叩之如鼓，纳少消迟，烦热，口苦，便溏。此为肝病累及脾胃，健运失常，湿热壅阻中焦，清气不升，浊气不降所致。治宜活血化瘀，消积导滞。方用膈下逐瘀汤合五苓散。

【类证鉴别】

蛊胀（血吸虫病晚期）：属于地方病，在流行疫区不难鉴别。以防为主，加强粪便管理，消灭钉螺。以治为辅，治宜杀虫，化瘀，解蛊毒。方药用雄黄、槟榔、雷丸、藜芦之类。

【附方】

（1）肥儿丸　《医宗金鉴》

人参、芦荟各 12.5g，白术、胡连各 25g，茯苓 15g，黄连 10g，使君子 20g，神曲、焦麦芽、山楂肉各 17.5g，炙甘草 7.5g，为末，蜜为丸 5g 重，每服 1 丸，每日 2 次，白水送下。本方可以补脾清热，消疳杀虫，用于小儿脾虚失运，食积停滞，或兼见虫积体弱、营养不良者。

方义：人参、白术、茯苓、炙甘草益气健脾；胡连、黄连、芦荟、使君子清热杀虫；神曲、焦麦芽、山楂肉消食导滞。如此，则脾健气充，热清食消，缓缓图治，庶几可愈。

（2）膈下逐瘀汤　《医林改错》

五灵脂 10g，当归 15g，川芎 10g，桃仁 15g，丹皮 10g，赤芍 10g，乌药 10g，延胡索 5g，甘草 15g，香附 7.5g，红花 15g，枳壳 7.5g，水煎服。本方可以活血祛瘀，行气止痛，用以治疗瘀在膈下或小儿痞块等症。

方义：方用当归、川芎、桃仁、红花活血祛瘀；五灵脂、乌药、延胡索、香附、枳壳舒肝理气、消积导滞；丹皮、甘草清热活血和胃安中，诸药合用，则瘀去血行，而收消积软坚之效。

（3）五苓散　《伤寒论》

泽泻 15g，茯苓、猪苓、白术各 15g，桂枝 7.5g，原方改汤剂，水煎服，本方可以健脾渗湿，化气行水。用于小便不利、水肿、腹中有水气等证。

方义：猪苓、泽泻行水利小便；白术、茯苓健脾渗湿；桂枝温阳化气。合用共收化气行水之功。

按：鼓胀为肝脾俱病，其证多为气滞血瘀，湿聚水停。故用膈下逐瘀汤活血化瘀以消积块，五苓散健脾渗湿利水，缓治收效，使邪去而不伤正。

［2］诸胀腹大，皆属于热

【词解】

胀腹大，与上条的"鼓之如鼓"，均为腹大胀满的疾病。但本条多为叩之无声的中实之证。而上条多偏于气郁化热，叩之有声。

【类证鉴别】

（1）阳明里实证：表现为潮热，谵语，腹满痛，拒按，便燥，尿黄。此为热邪传入胃肠，气机不畅，热与肠中糟粕相结，且见热灼津液，扰及神明所致。治宜峻下热结。方用大承气汤。

（2）饮食停滞中焦：因食滞壅塞，郁而化热，气机不畅，可导致腹大胀满，食少纳呆。治宜清热利湿，消食导滞。方用保和丸之类。

【类证鉴别】

寒实凝滞中焦：亦能引起腹胀痛。然发病较缓，遇热减轻。治宜温中祛寒导滞。方用理中汤加枳壳、大黄之类。

【附方】

（1）大承气汤　《伤寒论》

大黄20g（后下），厚朴25g，枳实25g，朴硝15g（冲），水煎服。本方可通便去积，用于阳明腑实证，或痢疾初起。

方义：大黄泄热通便，朴硝攻积软坚。厚朴、枳实行气散结以助泻下。四药合用有峻下热结之功。

临床应用：对于急性单纯性肠梗阻、急性阑尾炎、急性胆囊炎，兼有便秘黄疸，脉实者，均可加减治疗。

（2）保和丸　《丹溪心法》

山楂150g，神曲50g，半夏、茯苓各75g，陈皮、莱菔子、连翘各25g（一方有麦芽），为水丸。每日2次，每次15g，温开水送下。本方可以消食健脾，化湿散结，用于食积停滞、消化不良之证。

方义：山楂、神曲、莱菔子均为消食导滞之品。但食郁最易生湿化热，故又用茯苓、陈皮、连翘健脾渗湿清热。诸药合用以治食积停滞、消化不良等症。

［3］诸转反戾，水液浑浊，皆属于热

【词解】

①转反戾：转，指转筋，反戾是乖戾失常的意思。

②水液：指小便。

【释义】

凡见转筋、抽搐、反张及小便浑浊等症，多与热邪有关。

【解析】

转筋，多为阴虚血热，筋脉失养所致。张仲景治疗脚挛急，用芍药甘草汤，而朱丹溪则谓转筋皆属血热，用四物汤，加桃仁、红花。

小便黄赤、混浊，为湿热蕴结膀胱，排尿功能失常所致。治宜清热利湿。方用八正散之类。

按：转筋与拘挛相似，但拘挛较缓；转筋多急。拘挛不限于足，而转筋多在足腨。本证应与霍乱吐泻后继发之转筋加以鉴别。

【附方】

（1）芍药甘草汤　《伤寒论》

芍药、炙甘草各20g，水煎服。本方治阴血不足，无以养筋所致之足腨挛急。

方义：芍药滋阴和血养筋，并能止痉；甘草补中缓急止痛，二药合用，以治足腨挛急之证。

（2）四物汤 《太平惠民和剂局方》

当归 15g，熟地 15g，白芍 15g，川芎 7.5g，加桃仁、红花各 10g，水煎服。本方可以补血调经，用于各种血虚之证。加味可治足腨挛急。

方义：本方滋阴养血，加桃仁、红花活血通络，络通筋脉得养，足腨挛急可愈。

按：二方均治足腨挛急，但前者偏于阴虚，后者偏于血虚络阻。

（3）八正散 《太平惠民和剂局方》

车前子、木通、瞿麦、萹蓄、滑石、甘草梢、栀子仁、大黄各等份，为粗末，每服 10～15g，加灯心草煎水送服。本方可清热泻火，利尿通淋。用于热淋，血淋，小便涩痛，小便赤少等症。

方义：木通、车前子、萹蓄、瞿麦、滑石、栀子仁清热利尿；大黄清热泻火，甘草梢调和诸药缓急止痛。

临床应用：对于急性肾炎，急性泌尿系感染，泌尿系结石等均可加减使用。

[4] 诸呕吐酸，暴注下迫，皆属于热

【词解】

①暴注：亦名火泻，即急剧的腹泻呈喷射状。

②下迫：即里急后重之感。

【释义】

呕吐酸水、急剧的腹泻及里急后重下痢等疾病，与热邪有关。

【解析】

本证多因饮食不节，寒温不适，或外感暑湿浊邪，或食滞化热，从而导致胃肠功能失职。

【临床例证】

（1）胃热吐酸：表现为呕吐酸水，口渴心烦，苔黄。此为食滞中焦，郁久化热，胃气上逆所致。治宜和胃降逆止呕。方以温胆汤与左金丸合用。

（2）暴注（火泻）：表现为腹痛暴泻，心烦口渴，小便少而黄赤。此为胃肠积热，外伤暑湿，以致清浊不分，大肠传导功能失常所致。治宜清暑祛湿。方用六一散与香连丸合用。

（3）湿热下痢：表现为腹痛下痢，便下脓血，里急后重。此为湿热蕴结大肠，与气血相搏，伤及肠络，日久腐化成脓所致。治宜清热利湿止痢。方用白头翁汤之类。

【类证鉴别】

（1）虚证呕吐：饮食稍多即吐，倦怠无力，四肢欠温。治宜健脾和胃，降逆止呕。方用香砂六君子汤。

（2）寒湿犯胃：亦见暴泻，便质清稀，腹痛绵绵，食少胸闷，或发热头痛，肢体酸楚。治宜温中分利。方用胃苓汤。

【附方】

（1）左金丸 《丹溪心法》

黄连 300g，吴茱萸 50g，为面，水泛为丸，每服 3～5g，每日 2 次，开水送下。用以治疗肝经郁火所致的胁痛、吞酸、呕吐等症。

方义：重用黄连，苦寒泻火，佐吴茱萸开郁散结，下气降浊，二药合用以治肝郁火旺之呕吐吞酸。

（2）六一散 《宣明论方》

滑石 300g，甘草 50g 为细面，每次 10g，每日 2 次，温开水送下。本方可清暑利水，和胃止泻。用于暑湿泄泻。

（3）香连丸 《李绛兵部手集方》

黄连 1000g，木香 240g，为面，水泛为丸。每次 5～10g，每日 2 次，温开水送下。本方可清湿热，理气滞，用于里急后重之热痢。

按：六一散清暑利湿，香连丸祛胃肠积热，行气止痛。故二方合用，能治胃肠积热，外伤暑湿之火泻。

（4）白头翁汤 《伤寒论》

白头翁 25g，黄连 10g，黄柏 20g，秦皮 15g，水煎服。本方可清热解毒止痢，用于湿热痢疾。

方义：白头翁清热解毒凉血止痢，黄连、黄柏、秦皮清热燥湿止痢，四药合用，共奏清热解毒止痢之功。

临床应用：对于阿米巴痢疾和急性细菌性痢疾都有较好的疗效。

（5）香砂六君子汤 《太平惠民和剂局方》

人参 5～10g，白术 10～15g，茯苓 15g，炙甘草 5g，陈皮 7.5g，半夏 10g，砂仁 3g，木香 5g，水煎服。本方可理气祛寒，燥湿化痰。用于寒湿滞于中焦，腹部胀满，呕吐泄泻等症。

方义：人参、白术、茯苓、炙甘草为甘温益气，补脾和胃之主方，加半夏、陈皮理气化痰，木香、砂仁行气止痛。诸药合用共奏理气祛寒，燥湿化痰之效。

（6）胃苓汤 《太平惠民和剂局方》

苍术 10g，厚朴 5g，陈皮 5g，甘草 5g，泽泻 15g，茯苓、猪苓、白术各 15g，桂枝 7.5g，水煎服。本方可燥湿健脾利水，用于停饮夹食，腹痛泄泻，小便不利等症。

方义：苍术、白术健脾燥湿；泽泻、猪苓、茯苓渗湿利尿；桂枝温阳化气行水；厚朴、陈皮行气消胀。各药合用，共奏健脾燥湿、利尿止泻之功。

3. 风

诸暴强直，皆属于风

【词解】

强直：指项背强直，角弓反张及筋脉强直、拘急等病症。

【释义】

凡突然发生肢体强直、筋脉拘急之证，多属风邪所致。

【解析】

风性善行数变，兼证最多。风有内外之分。内风多指肝阴不足，营血亏虚，筋脉失养而导致的筋脉强直，拘急抽搐等肝风内动而言。即前条所说的"诸风掉眩，皆属于肝"。但本条所说的风，除内风外，并概括外风，以补充上条之不足。

【临床例证】

（1）破伤风：表现为发热恶寒，四肢抽搐，肌肉痉挛，牙关紧闭，角弓反张，面呈苦笑等状。此为金刃创伤，感受风毒之邪侵袭肌表，流窜经络，营卫不通，以致筋脉拘急所致。治宜散风解痉，方用玉真散。重证，因风毒入里，治宜熄风化痰解毒。方用五虎追风散加菖蒲、竺黄等味。

（2）痹证：表现为肌肉或关节疼痛，甚至屈伸不利。此为风寒湿邪侵袭肌表，流注经络，经络阻滞，气血不通所致。治宜疏散风寒，祛湿通络。方用薏苡仁汤加减。

【类证鉴别】

参照"诸风掉眩，皆属于肝"条。

【附方】

（1）玉真散　《外科正宗》

南星、防风、白芷、天麻、羌活、白附子各等份，为末。每服 10g，热酒一杯调服，外敷患处。本方可祛风定搐，用以治疗破伤风。

方义：白附子、南星祛风化痰止痉；天麻熄风；白芷、防风、羌活外散经络之风。诸药合用，病自可除。

（2）五虎追风散　《晋南史·全恩家传方》

蝉蜕 50g，南星、天麻各 10g，全蝎、僵蚕各 7.5g，水煎服。本方祛风定搐作用较强，用于治疗较重的破伤风患者。

方义：方中皆熄风定搐止痉之品，重用蝉蜕治疗破伤风效果尤佳。加菖蒲、竺黄意在开窍醒神，清热豁痰。各药合用，共收祛风定抽、止痉豁痰之功。

（3）薏苡仁汤　《类证治裁》

薏苡仁 25g，川芎 10g，当归 15g，生姜 3 片，麻黄 10g，桂枝 7.5g，羌活 10g，独活 10g，甘草 10g，防风 10g，川乌 7.5g，苍术 10g，水煎服。本方以祛寒湿为主，兼以祛风活血，不失为一治疗痹证的基本方剂。

方义：薏苡仁、苍术健脾燥湿，麻黄、羌活、独活、防风散风祛湿；桂枝、川乌温经散寒，当归、川芎活血通络；生姜、甘草调和诸药，缓急止痛。诸药合用，共奏疏散风寒、祛湿活血之效。

4. 寒

诸病水液，澄澈清冷，皆属于寒

【词解】

①水液：张景岳说："水液者，上下所出皆是。"出于上窍者如涕、唾液、吐物等；出于下窍者，如二便等。

②澈清冷：指水液清稀淡薄、透明之象，含有寒冷之意。

【释义】

呕吐清水，痰液清稀，鼻流清涕，小便清白，大便鹜溏等症状，大多与寒邪有关。

【解析】

寒为阴邪，最易伤阳，风寒袭表，卫阳被束；或阳气被伤，水不化气，水液内停，故见上证。

【临床例证】

（1）寒湿腹泻：表现为腹痛肠鸣，四肢不温，大便鹜溏，小便清长，此为寒湿困脾，脾阳被伤，健运失常，水液停于大肠所致。治宜温中健脾，方用附子理中丸。

（2）胃寒呕吐：表现为呕吐清水痰涎，脘闷纳呆，此为寒饮内停，胃气上逆所致。治宜温胃降逆，方用半夏干姜散。

（3）风寒表证：表现为发热恶寒无汗，鼻塞流涕，痰液清稀。此为风寒袭表，卫阳被束，内舍于肺所致。治宜辛温解表，方用香苏散之类。

（4）肾阳不足：表现为尿后余沥，小便清长。此为肾阳虚，固摄失权所致。治宜温肾固摄，方用济生肾气丸之类。

【附方】

（1）附子理中丸　《太平惠民和剂局方》

附子理中丸即理中汤加附子组成。温中祛寒效力较理中汤要强。

（2）半夏干姜散 《金匮要略》

半夏、干姜各等份为面，每服 2.5～3.5g。本方有温胃散寒止呕之效。

（3）香苏散 《太平惠民和剂局方》

香附、苏叶各 200g，陈皮 100g，炙甘草 50g，为粗末，每服 25g，水煎服。本方可发汗解表，理气和中。用于外感风寒。

方义：苏叶发汗解表；香附、陈皮、甘草理气和中，四药合用共奏散寒理气之效。

5. 湿

诸痉项强，皆属于湿

【词解】

①痉：病名。

②项强：指项背强直。

【释义】

凡痉病出现口噤，四肢拘急，甚者角弓反张，颈项强直等症，与湿邪有关。

【解析】

湿邪致痉，初因湿阻经络，筋脉失养，风、寒、热邪均可乘虚而入。因各邪之性不同，则有刚痉、柔痉、湿热痉之分。

【临床例证】

（1）刚痉：表现为项背强直，四肢拘急，发热恶寒，无汗。治宜和营止痉，疏风散寒。方用葛根汤。

（2）柔痉：与刚痉不同的是汗出，不恶寒，余症相同。治宜和营养津止痉。方用瓜蒌桂枝汤。

（3）湿热痉证：表现为项背强直，四肢拘急，胸脘痞闷，苔黄腻，此为湿盛络阻，热盛阴伤，络阻阴伤，筋脉失养所致。治宜清热祛湿通络，方用三仁汤加忍冬藤、地龙、丝瓜络等味。

此外，凡误汗、误下，津液耗伤过度，或产后失血过多，导致血虚液亏，筋脉失养，均可致痉，与湿邪为患截然不同，应酌情以养阴生津、培补元气、补益气血为治法，进行选方择药。

【附方】

（1）三仁汤 《温病条辨》

杏仁 15g，滑石 20g，通草 10g，竹叶 10g，厚朴 10g，薏苡仁 20g，半夏 15g，白蔻仁 10g，加忍冬藤 25g，地龙 10g，丝瓜络 10g，水煎服。本方可宣化淡渗，清利湿热。用于温病初起，邪在气分或暑温夹湿等证。加味可治湿热致痉。

方义：杏仁苦辛通利肺气，白蔻仁宣中行气化湿，薏苡仁入下焦以渗湿；通草、竹叶、滑石清热渗湿，半夏、厚朴燥湿行气化痰，加忍冬藤、地龙、丝瓜络增强清热止痉通络之功。如此则湿化热清，络通痉止，诸证自解。

（2）葛根汤 《伤寒论》

葛根 15g，麻黄 7.5g，桂枝 7.5g，炙甘草 5g，芍药 10g，大枣 6 枚，生姜 10g，水煎服。本方可解肌发汗，透疹和里。用于刚痉或麻疹初起。

方义：本方为麻桂合剂，去杏仁加葛根而成。桂枝汤加麻黄意在解肌发汗，重用葛根滋润经俞力专于项背，又能鼓舞胃气而起阴气升津液。故本方用以治疗项背强直，虽发汗而不伤津者，最为适宜。

（3）瓜蒌桂枝汤 《金匮要略》

瓜蒌根 10g，桂枝 15g，芍药 15g，甘草 10g，生姜 15g，大枣 15g，水煎服。本方可解肌祛邪，生津止痉，用以治疗柔痉。

方义：瓜蒌根（天花粉）滋养津液，合桂枝汤解肌散风调和营卫，以舒缓筋脉。

6. 燥

> 诸涩枯涸，干劲皴揭，皆属于燥（此条据刘完素《素问玄机原病式》增补）

【词解】

①涩：指水液衰少，不能滑润之意。

②枯涸：人体津液、精血枯竭之意。

③干劲：不润、不柔状。

④皴揭：指皮肤龟裂，以致揭之可启状。

【释义】

凡是口鼻咽干，皮燥干裂，大便秘结等症，多与燥邪有关。

【解析】

燥为阳邪，最易耗液伤津。津液耗伤过度，在肺则表现为口鼻、皮肤干燥，干咳无痰；在脾胃则消渴善饥，噎膈反胃；在肾则精亏血少，毛发憔悴。治宜补其所亏。分别用清燥救肺汤、温胆汤合五汁安中饮、八珍汤加减。

【附方】

（1）清燥救肺汤 《医门法律》

桑叶 15g，石膏 12.5g，党参 5g，甘草 5g，胡麻仁 5g，阿胶 5g，麦冬 7.5g，杏仁 5g，枇杷叶 10g，水煎服。本方可清燥润肺，用以治疗温燥伤肺之证。

方义：桑叶清宣肺气，石膏清肺胃之热；胡麻仁、阿胶、麦冬、杏仁、枇杷叶生津润燥止咳；党参益气生津，甘草调和诸药。药皆甘寒滋润，既能清热又能养阴，故有清肺润燥之功。

（2）五汁安中饮 《丹溪心法》

牛乳 250g，韭汁少许，藕汁、姜汁、梨汁适量，频频呷服。本方补阴、润燥、止呕逆。用以治疗噎膈火盛血枯，或瘀血痰结阻滞胃口吞咽梗阻之证。

方义：牛乳、藕汁、梨汁生津润燥，反佐姜汁温胃止呕，韭汁散结宽肠，诸药合用，则有生津润燥止呕之效。

（3）八珍汤 《六科准绳》

人参 10g，白术 10g，茯苓 15g，炙甘草 5g，当归 15g，熟地 15g，白芍 10g，川芎 7.5g，水煎服。本方能补养气血，主治气血两亏，虚热烦躁等证。本方加玄参、麦冬、白蜜以助增液润燥之力，亦可治久病吞咽困难，肌消体弱之症。

方义：方用四物以养血，四君以养气。二汤合用以治气血双虚，久病噎膈。气血双虚，势必液枯肠燥，故加玄参、麦冬、白蜜助液润燥，缓缓图治。

【结束语】

病机十九条，是研究病因、病位、病变及归纳疾病类型的机要，是辨证求因的范例、审病论治的准则。病机十九条作为示范性举例，作为审察病机的基本概念，并不是包罗万象。因此，必须在病机分类中，同中求异，异中有同，分析对比，进一步掌握其精神实质，才能更好地应用于临床。《素问·至真要大论》明确病机十九条以后，又特别提出："谨守病机，各司其属，有者求之，无者求之，盛者责之，虚者责之。必先五胜，疏其气血，令其条达，而致和平，此之谓也。"这就是说，要想全面地、熟练地掌握和运用病机学说，必须善于从中找出其所属类型，既要研究病机十九条之内的，也要探讨病机十九条之外的；尤其要追究属虚、属实、属阴、属阳的道理，与此同时还必须首先掌握五脏的盛衰情况，然后根据病情辨证审因，自然病机了然，治有方法，处有良方，才能治愈疾病。

《内经》治疗原则举要

一、治病求本，重在辨证

《素问·阴阳应象大论》曰"治病必求其本"，可谓千古之名言。疾病之产生，必有其根本原因；病机之变化，必有其关键所在；疾病证候虽有繁杂，然亦有其主次真假之可辨。本犹根也，关键也，主要矛盾和矛盾的主要方面也，本质也。故凡治病者，必当求其本也。譬之伐木者，枝叶虽繁，去其根本则枝叶皆去；徒恣力去其枝叶，而根本不除，则于事无功。求本之重要性，于此可见。

观乎仲景之治病，重在辨证，求其病机之关键所在。如辨其为太阳经证，又须辨其为表实、表虚。虚、实虽一字之差，实为病机之关键所在。表实者，主以麻黄汤解表发汗，以祛在表之风寒；表虚者，主以桂枝汤调和营卫，以治营卫之失和。又如《伤寒论》以白虎汤治阳明经证之大热、大渴、大汗出、脉洪大，在于制邪之独亢。夫邪热入于阳明，未有不伤阴液者。但权衡阳亢、阴伤之主次，则阳邪独亢为其主要矛盾，故白虎汤重在清阳明大热，而不以滋阴为亟。

《温病条辨》以加减复脉汤治温邪深入下焦，邪热羁留，阴液大伤，真阴欲竭之证。温为阳邪，善伤人之阴液。病至下焦，邪退正虚，故加减复脉汤重在滋养阴液，而不以清邪热为用。《金匮要略》治里实证之下利用承气汤，即在于治疗本质之里实，而不惑于下利之现象也。《伤寒论》治少阴病寒化证之阴盛格阳证，使用白通汤、白通加猪胆汁汤，在于治其本质之真寒，而不惑于现象之假热也。凡此，皆治病善于求本者。验诸临床，治病求本之指导意义，体会尤为深刻。

笔者曾治一青年妇女，娇瘦体弱，屡罹伤风感冒。医者叠进荆防解表发散之方，病虽暂减，旋又罹受风邪。观其证，恶风有汗，头痛鼻塞，皮薄不荣，肢体瘦弱，食少倦怠，察其脉浮细无力，舌淡苔薄白。考之《灵枢·五变》："肉不坚，腠理疏，则善病风。"盖肺主皮毛，主诸气而属卫；脾主肌肉，主运化水谷精微，为气血生化之源。肺气虚，则不能卫外而腠理不固；脾气虚则肌肉不长而卫气不充。故风邪易乘虚而袭，是以气虚不能卫外而为病之本，风邪侵袭肌表为病之标。叠进发散，卫气益虚，对病体非但无益，反而有害，故屡治屡发。当健脾益气固表，以治其本，并佐御风之品，兼顾其标。用玉屏风散（黄芪、白术、防风按6∶3∶2比例，为粗散，每用10g，水煎服，每日2次），连服3个月，缓图功效。并嘱其加强体质锻炼。数月后，未再复罹感冒。

又治一男患，春季患鼻衄，初则淋漓不止，继则血涌如泉。曾用中西止血药多种，鼻衄依然不止。举家惊慌，邀往诊，见其血出如涌，色鲜红，切其脉洪数有力应指滔滔。思《尚书·洪范》"火曰炎上"。心在五行属火，主血脉。《素问·五藏生成》云："诸血者，皆属于心。"气有余便是火，气上逆而不下，气逆而血上溢。血走清窍，故鼻衄如泉涌。揆其病机，为心火亢盛，火载血上，迫血妄行，乃以泻心汤为治。夫泻心者，实泻心火之有余也。故以黄芩、黄连、大黄，苦寒泻火，引热下行。因血随气行，火气下降，血行亦趋安静而不致上溢。柯韵伯所谓："大黄、芩、连，泻其心火之热，而血自宁。"服一剂，果杯覆血止。王应震尝曰："见痰休治痰，见血休止血，无汗不发汗，有热莫攻热，喘生毋耗气，遗精勿涩泄，明得简中趣，方是医中杰。"其亦是强调治病求本的重要性，谆谆示人治病必须求本。今天读来，仍有现实教益。

二、协调阴阳，以平为期

关于解决阴阳的偏盛偏衰的问题，以达两者平衡的目的，《素问·阴阳应象大论》提出"阳病治阴，阴病治阳"的原则。例如，阳盛由阴虚而致者，《素问·至真要大论》曰"诸寒之而热者取之阴"，是谓寒之不寒而无水也。此阴亏火旺者可用六味地黄丸、左归饮。正如王冰所说的"壮水之主，以制阳光"，待阴液充足，则亢阳自平。阴盛是因阳衰所致者，《素问·至真要大论》云"诸热之而寒者取之阳"，治宜温阳补气，即王冰谓"益火之源，以消阴翳"，则阴寒自平，方如附桂理中丸、右归丸等。若阴衰是因阳热偏盛所致者，亦即阳盛则阴虚，阳胜则热，又速当除热，热除则阴气自充，方用白虎汤、承气辈。阳气之虚，由阴寒邪盛所致者，症见肢体关节痛甚，痛处固定，昼轻夜重，得温痛减。阴盛伤阳者，可用麻黄、细辛、桂枝、制川乌、熟附子等温经散寒祛湿，寒湿除则经气自通，阳气自复。又如，腹痛暴作，拒按，四肢清冷，口中和，大便秘结，小便清长，为寒盛于内，阳气失于输布，可用良附丸以温中散寒，寒积得除，则其阳可复。

《素问·阴阳应象大论》所谓"善用针者，从阴引阳，从阳引阴，以右治左，以左治右"，也属阳病治阴、阴病治阳的具体运用。因阴阳气血、内外左右，交互贯通，故善于针刺的医生，依照阴阳的理论，病在阳就针刺阴分来导引、祛邪，病在阴就针刺阳分来导引、祛邪；病在左侧治其右，病在右侧治其左。

要知阴与阳，又要善于调阴阳。临床运用时，尚须注意"阳中有阴，阴中有阳"（《素问·天元纪大论》）。阴阳互根的一面，做到攻邪制亢之中莫忘扶其衰，补虚扶正之际莫忘制其盛，亦即张景岳所倡导的"阴中求阳，阳中求阴"的方法，如左归饮、右归饮之类是较好的范例。

三、标本先后，探求主次

疾病的表现往往是错综复杂的，但是在复杂的病情中有主要和次要之分。治疗时要从中找出主要矛盾和次要矛盾，即标本先后。

何谓标本？以正邪分，正气为本，邪气为标；以因症分，病因为本，症状为标；以病位分，里证为本，表证为标；以发病先后分，先病为本，后病为标。标本即明，治疗当分先后缓急。《素问·标本病传论》曰："有其在本，而求之于标，有其在标，而求之于本。故治有取标而得者"，又曰："先病而后泄者治其本，先泄而后生他病者治其本，必先调之，乃治其他病；先病而后生中满者，治其标，先中满而后烦心者，治其本……小大不利治其标；小大利治其本，病发而有余，本而标之，先治其本"。这段原文，可归纳为六种原则。

在标而求之标：例如，"小大不利者，治其标"，大小便不利为实证，见于邪气方盛之时，重者可危及生命。因此，通利大小便以解除其内实，是"急则治其标"的方法。《素问·玉机真藏论》论述五实证有"得后利，则实者活"一语。反之，如果大小便通利，就不须治标，而直接治其病本之所在。

在本而求之于本：例如，"先中满而后烦心者，治其本"，烦心是由中满而引起的，所以，中满为本，烦心为标，先治中满的本病，则烦心的标病自可解除。通常遇到积滞不化，心胸烦满，一经疏气导滞，中满自然消除。这就是《素问·阴阳应象大论》所说的"中满者泻之于内"的道理。

在本而求之于标：例如，"先病而后中满者，治其标"，这里所说的先病，多指脾胃虚弱的疾病。由于脾胃虚弱，兼之饮食停滞，而产生中满，中满而更使脾胃不能运化。要解决脾胃不能运化，首先应当除其中满的障碍。因此，先治标病的中满，进一步再健脾益胃，这就是"在本而求之于标"的治法。

在标而求之于本：例如，"先病而后泄者，治其本"，中脏虚寒，而后下泄，虚寒为本，下泄为标，温其中寒，下泄利止，这就是"在标而求之于本"的治法。

病发而有余，本而标之，先治其本，后治其标："有余"为外邪之实，外邪即为发病之本。例如，太阳伤寒，当先解表，表解之后再清其里，否则直接攻里，表邪不能外达，必致内陷而发生各种传变，这就是"本而标之，先治其本，后治其标"的治法。

病发而不足，标而本之，先治其标，后治其本：发病部位正气不足，则他脏他经必然乘虚而侮之，是病标而传于本，故宜先治他脏他经乘侮之气（标），而后调补不足之本病。

四、内外上下，审因论治

内外上下，是根据标本先后进一步发展而来的。《素问·至真要大论》曰："调气之方，必别阴阳，定其中外，各守其乡，内者内治，外者外治"；又曰："从内之外者……调其内；从外之内者……治其外；从外之内，而盛于内者，先治其外，而后调其内。中外不相及，则治主病。"这段经文是仲景《伤寒论》表里治法、分先分后的思想渊源。

调治疾病的方法，必须区别阴阳，确定其内外部位，以调和之，使之各安其所。在内者治内，在外者治外，这是治病的总原则。在这个总原则中，可以再分出三种不同治法。因为疾病的发展变化不是固定不变的，外邪从皮毛而入，通过经络则能内传脏腑；内邪从脏腑而生，也可通过经络外达皮毛。对于表里不相关之病，则可治其主病。

除内外治法外，还有上下的治法。《灵枢·终始》说："病在上者，下取之；病在下者，高取之；病在头者，取之足；病在腰者，取之腘。"《素问·五常政大论》曰："病在上，取之下；病在下，取之上；病在中，旁取之。"病之所以在上取下、在下取上、在中取旁而获得疗效者，缘为经脉上下相通，病在中而经脉行左右之故。例如，太阳头痛，刺足之昆仑；少阳头痛，刺足之窍阴；阴囊肿胀，刺头上百会；下肢疼痛，刺腰部肾俞；腹痛，刺膝下三里等。服用方药也有类似情况，如目赤头痛，用通下泻火；子宫下垂，升提中气；四肢痈肿，内服消毒丹。总之，无论"上取""下取""旁取"，都是根据病情而定的，这与"内治""外治"的治法都可相辅而行。

五、正治反治，以常衡变

正治与反治是根据《素问·至真要大论》"微者逆之""甚者从之"的原则而制定的。正治适用于病势较轻、症状与本质表现一致的患者。如"寒者热之，热者寒之，坚者削之，客者除之，劳者温之，结者散之，留者攻之，燥者濡之，急者缓之，散者收之，损者益之……"。运用正治，还应注意患者的体质、病势的轻重、病位的高下，作为灵活运用的依据。如《素问·阴阳应象大论》曰："因其轻而扬之，因其衰而彰之，因其重而减之。形不足者，温之以气。精不足者，补之以味。其高者，因而越之；其下者，引而竭之；其有邪者，渍形以为汗；其在表者，汗而发之；

其慓悍者，按而收之；其实者，散而泻之。"

反治适用于病情比较复杂，疾病本质与外在表现不符的某些严重疾病，如临床常用的"寒因寒用，热因热用，塞因塞用，通因通用"。应用反治指导疾病治疗，也离不开治病求本、审因论治的原则。如《素问·至真要大论》说："必伏其所主，而先其所因，其始则同，其终则异，可使破积，可使气和，可使必已。"这就是说，必须制服其疾病本质，首先要探清其致病之因。应用反治，开始时药性与病情似乎相同，但在服药后所达到的目的却恰恰相反，仍是治疗其本质。只有这样，才可以破除积滞、消除坚块、调和气血，达到应有的疗效。

《内经》立法与方药

《内经》集中了我国古代医家的伟大成就，从理论到实践，从预防到治疗，进行了较为系统的论述。其中的治疗法则、药物性能、组方原则，内容尤为广泛。历代医家通过临床实践，又各有不同程度的发挥，他们以《内经》的立法原则为据，组成了许多方剂，有效地指导着临床实践。

由于《内经》是我国战国时期的作品，非一人一时之作，因而所论治疗法则多种多样。其一，药物不言品名，仅以气味功能提其纲。其二，组方原则既有君、臣、佐、使的配伍，又有大、小、缓、急、奇、偶、重（复）七方剂型之分。其三，对方药运用，只提出十三首，一般称为"十三方"。

元·滑寿的《读素问钞》、明·徐春甫的《内经要旨》、明·李中梓的《内经知要》、清·汪切庵的《素问灵枢类纂约注》、清·薛雪的《医经原旨》及清·张骥的《内经方集释》等，对《内经》的治疗法则都作了辑要和发挥。究其内容，虽有可取之处，但见解纷纭，繁简不一，且多随文顺释，学者无所适从。因此，对《内经》的立法及方剂组成原则实有进一步整理提高之必要，以达到"古为今用"的目的。

一、立法与方剂的关系

在治则指导下产生治法，方剂就是依据具体治法结合实际病情，抓住主要矛盾，选择适当药物，按照组方原则，配成各种剂型。

方剂还有方法和药物演变的含义。因为从历史发展上看，最初是使用单味药物治病，逐步发展为多种药物并组成方剂。当方剂以实践经验上升为理论"法"的时候，则高于实践，反过来又指导实践，进而为处方用药服务。所以说"方中有法，以法统方"。

处方的目的是为了治病，而疾病的变化是错综复杂的，如果证因不明，单纯依靠"方中有法，以法统方"，恐难解决千变万化的疾病。因此，辨证是处方的前提。辨证就是以四诊所见为基础，根据阴阳、五行、脏腑、经络、气血津液、病因、病机等基本理论，结合八纲、脏腑、六经、卫气营血等辨证方法，进行分析综合，分清病因、病位、病性，抓住主要矛盾，然后依理立法，选药组方。反之辨证不清，立法失当，方药无择，或执一方而治百病，或守一证，而乱用群方，不是"刻舟求剑"，就是"望风捕影"，收效不知所以，失事未明所因，轻病转重，重者天亡，良可悲也。所以，辨证施治，既不能有法无方，也不能有方无法，方与法是辩证的统一。例如，《伤寒论》的麻黄汤证、桂枝汤证、白虎汤证、柴胡汤证等，都是在辨证、立法基础上产生的。

至于方剂中所谈的功效、主治、方解等，虽然以方药配伍为依据，但究其实质，仍未脱离辨证、立法、议治的范畴，只是说法不同，略有局限而已。例如，方剂的功效，实际指治法；主治指脉证。方解的含义有二，一指辨证，二指药物配伍性能。辨证不清，则法无从立，法不立则处方选药无由。在组方之初，还必须了解药物气味功能、寒热温凉、升降浮沉之用，以及有毒无毒、宜轻宜重之理。从而权衡患者主客观病情，制以大、小、缓、急、奇、偶、复等剂型。

通过辨证确定病因、病位、病性、病势之后，继之就是制定治则，治则就是治疗疾病的基本法则。《内经》总结出很多治疗法则，如正治反治、标本先后、内外上下等。一般而言，治法是在治则指导下产生的治疗疾病的大法，它包括内治法和外治法两种。内治法指内服药物，如清·程钟龄所著《医学心悟》提出的"汗、吐、下、和、温、清、补、消"八法，就是在《内经》立法精神指导下总结出来的。外治法指针灸、按摩和外用药物等。

治则和治疗大法都属于临床治疗的一般法则，二者有不可分割的关系，因此，在运用时，必须有机地结合起来。

1. 正治范畴的治法

正治即逆治，就是逆其病象而治的治疗法则，根据《素问·至真要大论》"微者逆之"原则而制定，适用于病势较轻，症状比较单纯，疾病本质与症状表现一致的患者。属于正治范畴的治法概述如下。

（1）寒者热之：即寒证用温热药治疗。寒有表里之分。

表寒——辛温解表——麻黄汤类。里寒——回阳救逆——四逆汤类。

（2）热者寒之：即热证用寒凉药治疗。热有表里之分。

表热——辛凉解表——银翘散。里热——清热生津——白虎汤。

（3）坚者削之：腹内坚硬有形的一类疾病，如癥瘕、癖积等，法宜克伐推荡，消积软坚。方用鳖甲煎丸、大七气汤之类。

（4）客者除之：时邪侵袭体表或从口鼻而入的疾病，法宜芳香辟浊，或发汗祛湿以排除之。方用藿香正气散、香苏散之类。

（5）劳者温之：体力或脑力劳倦过度，出现头晕目眩，记忆减退，周身乏力，心悸失眠，或少气倦怠，身热汗出等。法宜补益心脾或用甘温除热法治疗。方用人参归脾汤、补中益气汤之类。

（6）结者散之：气血痰食郁结，如结胸、瘿瘤等。法宜散郁消结。方用小陷胸汤、消瘿五海丸之类。

（7）留者攻之：病邪留止不动，如停食、留饮、阳明里实等。法宜消食荡滞，攻逐泻下。方用四消丸、十枣汤、大承气汤之类。

（8）燥者濡之：体内津液缺乏，如口渴，皮肤皱裂，干咳少痰，大便秘结等。法宜濡润滋阴，增液通便。方用清燥救肺汤、增液承气汤之类。

（9）急者缓之：阴血亏虚，筋脉失养所致四肢拘急、项背强直等疾病。法宜缓急解痉，益气养血。方用芍药甘草汤合当归补血汤、八珍汤加减等。

（10）散者收之：精气耗散，滑脱不禁之类疾病，如滑精、盗汗、自汗等。法宜收敛固涩。方用金锁固精丸、牡蛎散、玉屏风散之类。

（11）损者益之：虚损一类的疾病，如阴虚、阳虚、气虚、血虚等。法宜滋阴、助阳、益气、养血。方用六味地黄丸、八味地黄丸、补中益气汤、人参养荣丸之类。

（12）逸者行之：病属运动障碍一类疾病，如瘫痪、痿痹等。法宜通经活络，强筋壮骨。方用再造丸、大小活络丹、健步虎潜丸之类。

（13）惊者平之：惊悸失眠、惊风抽搐等一类疾病。法宜镇静安神。方用朱砂安神丸、抱龙丸之类。

（14）上之，下之：病在上焦，如膈上痰涎，欲吐不吐；病在下焦，如阳明里实，大肠津枯，或太阳蓄水。前者法宜涌吐，方用瓜蒂散、盐汤探吐之类；后者宜攻下、导下、温阳利水，方用三承气汤、蜜煎导方、五苓散之类。

（15）摩之，浴之：麻痹不仁之类疾病，宜用按摩法，或用汤液浸渍洗浴法。

（16）薄之，劫之：由渐而发的积聚，宜用薄贴法（即膏药），或消磨法。按时而发疟疾，宜用劫夺法，如枳实消痞丸，小柴胡汤加常山、青蒿、草果之类。

（17）开之，发之：病在里的宜用开泄法，如活血行气，消积导滞；病在表的，宜用发汗法。

（18）因其轻而扬之：如邪伤肺卫，病势轻浅者。法宜疏风解表，宜肺止咳。方用桑菊饮、杏苏散之类。

（19）因其衰而彰之：由于气血虚衰而导致的面色苍白，心悸怔忡，肢倦乏力，少气懒言等状。法宜补益气血，使之复彰。方用八珍汤、人参养荣丸之类。

（20）因其重而减之：病在里，邪重属实者，法宜通里攻下，使之衰减；正虚邪实者，法宜扶正攻里。前者方用三承气汤之类，后者用增液承气汤、黄龙汤之类。

（21）形不足者，温之以气：形体阳气不足，卫外失固，而出现恶寒自汗，少气懒言，或饮食无味等状。法宜温补脾胃，升阳益气。方用补中益气汤之类。

（22）精不足者，补之以味：由于遗精滑精等，导致精髓不足，而出现脑转耳鸣，腰膝酸软者，当用血肉有情之品滋肾填精，益髓补脑，方用斑龙丸之类。

（23）其高者，因而越之：邪在上焦，如痰涎壅塞胸中，或宿食停留上脘，或误食毒物，欲吐不吐者，法宜涌吐，方用瓜蒂散或盐汤探吐等。

（24）其下者，引而竭之：邪在下焦属实者，法宜通便导下。方用三承气汤、蜜煎导方之类。

（25）其有邪者，渍形以为汗：邪在肌表之处，法宜浸渍熏洗以取汗等。

（26）其在表者，汗而发之：邪在体表者，法宜汗出，驱邪外出。偏于寒者，辛温解表如麻黄汤之类；偏于热者，辛凉解表，如银翘散之类。

（27）其慓悍者，按而收之：病起急暴，当按其症状而制服之。如汗出较多，宜固表敛汗，如牡蛎散之类；大便滑泻者，宜涩肠止泻，如桃花汤之类。

（28）其实者，散而泻之：邪实之证，视其表里。表实者，宜汗而散之；里实者，宜攻而泻之。

以上治法都是针对证候性质而制定，合乎一般的治疗法则，故皆属于正治范畴。

运用正治法，还应以患者的体质和病势的轻重、病位的高下作为灵活运用的依据，如上述（18）～（28）治法的应用。

2. 反治范畴的治法

反治即从治，就是顺从病情假象而治其本的治疗法则。根据《素问·至真要大论》"甚者从之"的原则而制定。适用于病情比较复杂，疾病本质与外在表现不符的某些严重疾病。如热证见寒象，寒证见热象等。临床所见，多为以下四种：

（1）寒因寒用：是指用寒性药物治疗内真热而外现假寒的症状，用寒性药物治疗，即顺其病情而治其本质。如热邪壅遏于里，胸腹灼热，按之蒸手，但四肢厥逆。此为阳热内郁，不能布达于四末，"热深厥亦深"的内真热外假寒证，即"阳盛格阴证"。因其本质是热，假象是寒，所以用寒性药治其本质，假象自然消失。如白虎汤之类。

（2）热因热用：是指用热性药物，治疗内真寒而外现假热的症状，用热性药物治疗，即顺其病情而治其本质。如阴寒内盛，腹痛，下利清谷，脉微欲绝，反见肤热面赤。此为阴盛于内，格阳于外，内真寒外假热证，即"阴盛格阳证"。因其本质是寒，假象是热，所以用热药治其本质，假象自然消失。如通脉四逆汤之类。

（3）塞因塞用：是指用补脾益气的药物，治疗脾虚不运，而导致有脘腹胀满，但无饮食停滞者，需用健脾益气、以补开塞的方法治疗，如枳术丸之类。若误用泻法，则脾越虚而胀越甚。

（4）通因通用：是指用消食导滞通利的药物治疗因饮食停滞，而脘腹胀满，或伴有腹痛，矢气恶臭，大便泻而不爽的患者，以去其积滞。如保和丸之类。

应用反治法则治疗疾病，也离不开治病求本、审因论治的原则。如《素问·至真要大论》说："必伏其所主，而先其所因，其始则同，其终则异，可使破积，可使气和，可使必已。"这就是说治病必须首先要探清其致病之因，反治法开始时药性与病情似乎相同，但在服药后所达到的目的却恰恰相反，仍是治疗其本质。只有这样才可以破除积滞，才可以消除坚块，调和气血，才可以达到应有的疗效。

综上所述，我们可以看到：疾病的发生，尽管千变万化，但都离不开病因、病性、病位、病势。因此，在治疗时将四者结合起来，全面地考虑治疗方针，是《内经》辨证立法的根本。

二、药物气味与功能

治法既定，继而依法组方。组方首先应当掌握药物功能。药物的功能，主要是依据气味确定，有时也参照药物形色，但不占主要地位。《素问·六节藏象论》曰："天食人以五气，地食人以五味……"气和味为什么与天地相关呢？因为天为阳，地为阴，清阳化气出乎天，浊阴成味出乎地；阴阳之征兆，表现在水火，水火之性能，表现在气味。所以《素问·阴阳应象大论》曰："水为阴，火为阳，阳为气，阴为味。"

药物不仅本乎天地，将气味分为阴阳，而且又依据水火分为寒热温凉四气，介于寒热之间的称为平气，如甘草甘平，柴胡苦平等。从药性的功能上看，寒凉能疗温热之疾，温热可治寒凉之病。至于平和之性，既能从阳化热，又能从阴化寒。病之不耐四气者，则平甘的作用非常必要。为了便于领会与应用，后世医家亦有将气之作用称为性，即药性者。如金·李杲的《药性赋》就将寒、热、温、平作为药性分类。

《内经》把药物归纳为阴阳两大类："火为阳"其性炎上，所以属于阳的药物，多有向上向外的功能；"水为阴"其性润下，所以属于阴的药物，多有向下向内的功能，如《素问·阴阳应象大论》曰："阴味出下窍，阳气出上窍。"上窍、下窍，就是药物在人体发生作用的趋向，也就是药物升降浮沉的作用。药物之所以具有这种作用，主要与气味薄厚有关。"味厚者为阴，薄为阴之阳；气厚者为阳，薄为阳之阴""味厚则泄，薄则通，气薄则发泄，厚则发热"，这就是说，味之厚者，为阴中之阴，其性沉降，如大黄、芒硝之属，有攻坚泻下之力；味之薄者，为阴中之阳，其性沉而轻浮，如木通、云茯苓、泽泻之类，能通利小便而不泄泻。气之厚者，为阳中之阳，其性升发，如附子、蜀椒之属，能回阳发热；气之薄者，为阳中之阴，其性浮而降，如薄荷、麻黄、生姜之属，只能发散，不能发热。官桂气味俱厚，所以能浮、能沉；柴胡气味俱薄，所以可升、可降。这就具体说明了药物气味的厚薄与药物的功能有密切的关系。

气味厚薄阴阳分类：①气（阳）：厚（阳），阳中之阳发热（如附子）；薄（阴），阳中之阴发散（如麻黄）。②味（阴）：厚（阴），阴中之阴泄泻（如大黄）；薄（阳），阴中之阳通利（如木通、泽泻）。

《内经》不但把气味阴阳做了总结与归纳，并且又阐发了气味阴阳之间的协调作用。如《素问·至真要大论》曰："辛甘发散为阳，酸苦涌泄为阴，咸味涌泄为阴，淡味渗泄为阳。六者，或收、或散、或缓、或急、或燥、或润、或柔、或坚，以所利而行之，调其气，使其平也。"这就是说，从药性上看，温热为阳，寒凉为阴，平性可阴可阳。从药味上看：辛味发散，甘味缓中，淡味渗湿通窍，所以辛甘淡皆属阳；酸味收敛，苦味能泻，酸苦合化能令人上涌而下泄（如矾类能使人吐）；咸味涌泄有两重性（如芒硝泻下，盐汤探吐），所以酸苦咸皆属阴。

六味阴阳的作用：酸味，能收敛，能缓急；辛味，能散，能润；甘味，能缓，能和；苦味，能燥，能坚；咸味，能软坚；淡味能渗湿利窍。根据所宜而运用，以调和气机，使之归于平衡。

①阳：辛——散，如麻黄、薄荷、秦艽；甘——缓，如甘草、人参、黄芪；淡——平，如茯苓、通草、泽泻。

②阴：酸——收敛、缓急，如白芍、白矾、榴皮；苦——燥、坚、泄，如黄芩、黄连、大黄；咸——软坚，如海藻、昆布，涌泄，如芒硝、盐。

此外，在阴阳同一属性中，又有互相制约的妙用。如苦主泄而酸主收，酸苦合用，以免大下亡阴；辛主散而甘主缓，辛甘配伍，以免过汗亡阳。再如酸苦咸，以制辛之中的吴茱萸、黄连，大都取法于此。至于酸、苦、甘、平、咸（淡）的六味作用，《内经》仅仅提其纲，但在实际应用时，还应先一步把气和味结合起来，才能明确每种药物的专能。如同是苦味，苦寒，则燥湿泻火；苦温，则燥湿健脾；柴胡苦平，能升能降。同是辛味，秦艽辛散而润，桂枝辛散而热，薄荷辛散而凉，麻黄辛散而燥，诸如此类，不可胜数。临床必须领会其精神实质，体验实效，选药处方要灵活运用，才能达到预期的目的。

（一）气味失调则反而为害

对药物性味的运用，也应时加注意，因为药物的气味各有所偏，用之适当，则能补偏求益；如果过用久用，则反而为害。《素问·至真要大论》说："夫五味入胃，各归所喜，故酸先入肝，苦先入心，甘先入脾，辛先入肺，咸先入肾。久而增气，物化之常也。气增而久，夭之由也。"

五味入于胃中，各依其所属的性能，归其所喜之脏。酸味首先入肝，苦味首先入心，甘味首先入脾，辛味首先入肺，咸味首先入肾。由于药物性味各有所偏，因而能增强该脏之气，这是药物转化的正常现象。如果长期偏用或过用某一药物，使脏气盛极而受伤，就会成为导致疾病或人亡的原因。

五味失调，不仅能够伤害本脏，而且还可损及内脏的外合外荣，通过体表组织和官窍反映于外。如《素问·五藏生成》："是故多食咸，则脉凝泣而变色；多食苦，则皮槁而毛拔；多食辛，则筋急而爪枯；多食酸，则肉胝胎而唇揭；多食甘，则骨痛而发落。"五味过用致病的关键，在于脏气的偏盛。如多食咸，则肾水偏盛而克心火，心主血合脉而荣于色，所以血脉凝涩而变色；多食苦，则心火盛而刑肺金，肺外合于皮而荣于毛，所以皮肤枯槁而毛发脱落；多食辛，则金盛而克肝木，肝外合于筋而荣于爪，所以筋急而指甲干枯；多食酸，则肝木盛而克脾土，脾外合肌肉，其荣在唇，所以多食酸，则肌肉皱缩，皮肤厚硬（胝），口唇掀起；多食甘，则土盛而克肾水，肾外合于骨，其荣在发，所以多食甘，则骨痛而发落。张仲景的《金匮要略·禽兽鱼虫禁忌并治》也有"肝病禁辛，心病禁咸，脾病禁酸，肺病禁苦，肾病禁咸"论述，与《内经》五味所伤的理论是完全一致的。

《内经》根据药物性味的不同特点，又提出五味所禁所伤的机理。《素问·宣明五气》曰："五味所禁：辛走气，气病无多食辛；咸走血，血病无多食咸；苦走骨，骨病无多食苦；甘走肉，肉病无多食甘；酸走筋，筋病无多食酸。是谓五禁，无令多食。"辛味入肺而有宣散之性，故气病勿多食辛，以防更伤其气；咸属水，血属于心，水盛制火，故血病勿多食咸味；苦为火之味，骨属肾水，苦味太过，则火反侮水，故伤其骨，是以骨病勿多食苦味；甘走血，过食则自伤之。

由此可见，五味过盛，不仅伤及一脏，局限一处，且能累及他脏，而引起连锁性反应，造成恶性循环，往往发生严重病变。所以不仅要注意药物的五味，而且更应谨慎地调和饮食五味，使人们懂得饮食卫生是非常必要的。《素问·生气通天论》曰："是故仅和五味，骨正筋柔，气血以流，腠理以密，如是则骨气以精，谨道如法，长有天命。"这就是说，只有调和五味，使其适得其宜，五脏得平。如咸味平，则肾强骨正；酸味平，则肝宁筋柔；苦味辛味得其平，则心肺得养，而气血流通；甘味平，则肌肉腠理致密。如此，则神全体壮，老而不衰，可以享受应尽的天年。

（二）五脏所苦所欲及其治则

五脏所苦，即五脏为过盛之势所困，不得行其所欲。如肝为将军之官，其气本急，但急甚则自伤，反为所困，所以肝苦急。五脏所欲，即其本脏所喜好者。所喜有二：一是性能，一是脏气。如肝喜条达，故其性欲散；肝属木，木味酸，故肝喜酸味。《内经》根据脏气的这一固有特性，加以系统归纳，给后世医家在治法、方药、饮食营养等方面，提供了基本原则。

1. 五脏所苦

《素问·藏气法时论》说："肝苦急，急食甘以缓之""肝色青，宜食甘，粳米、牛肉、枣、葵皆甘""心苦缓，急食酸以收之""心色赤，宜食酸，小豆、犬肉、李、韭皆酸""脾苦湿，急食苦以燥之""脾色黄，宜食咸，大豆、肉、栗、藿（即豆叶）皆咸""肺苦气上逆，急食苦以泄""肺色白，宜食苦，麦、羊肉、杏、薤皆苦""肾苦燥，急食辛以润之，开腠理，致津液通气也""肾色黑，宜食辛，黄黍、鸡肉、桃、葱皆辛"。

由于五脏生理功能各有其不同的特性，因而其病变用药及饮食则不尽相同。例如，肝在志为怒，怒则气急而肝气横逆；甘则能和能缓，故用甘味药和缓之。如逍遥散之类以甘缓急。主副食方面：宜食牛肉、粳米、枣、葵菜等甘之品。心藏神，在志为喜，过喜则心气涣散而神虚；酸则能收敛，故用酸味药以收敛之。如生脉散，以酸收敛。主副食方面：宜食赤小豆、犬肉、李子、韭菜等酸味之品。脾喜燥恶湿，湿盛则伤脾，而运化失常，当用苦温之品燥湿健脾。如平胃散以苦燥湿。主副食方面：宜食大豆、猪肉、栗、豆叶（藿）咸味之品。因为咸能入肾，肾为胃之关，脾与胃相表里，咸能润下利窍，故脾病宜食咸。肺气以肃降为顺，而恶气逆，气逆则咳，苦性沉降下气，故宜食苦以泄之。如泻白散，以苦降逆。主副食方面：宜食麦、羊肉、杏、薤苦味之品。肾为水脏藏精，喜润而恶燥，辛味能开发腠理，宣通阳气，使津液通行四布，故宜食辛以润之。如八味丸以辛济水等。主副食方面：宜食黄黍、鸡肉、桃、葱等辛味之品。

2. 五脏所欲

五脏所欲，就是根据五脏本性对五味的亲和性而制定的，即顺其性者为补，逆其性者为泻。《素问·藏气法时论》曰："肝欲散，急食辛以散之，用辛补之，酸泻之……心欲软，急食咸以软之，用咸补之，甘泻之……脾欲缓，急食甘以缓之，用苦泻之，甘补之……肺欲收，急食酸以收之，用酸补之，辛泻之……肾欲坚，急食苦以坚之，用苦补之，咸泻之。"

肝为风木之脏，性喜条达疏畅而恶抑郁，辛能散郁行气，能顺其条达之性，故为补。酸则敛之，与散相对，防其太过，故谓泻。如生姜、薄荷、白芍之类是也。心为火脏而易亢，所以心喜柔软和平，如果心火亢盛刚燥太过，宜食咸味以软之。咸为水味，能制其过亢之火，而使其恢复正常，故谓补。甘味属土，与咸味相对，故为泻。如犀角、玄参、龟板、甘草之类皆是也。脾性喜缓而恶湿，甘味能和能缓，故以甘为补，苦与甘味相对，故为泻。如甘草、饴糖、苍术、白术之类皆是也。肺气喜收敛，病则肺气虚耗，宜用酸味药以敛之，辛味药与酸味药相对，故为泻。如五味子、细辛、干姜之类皆是也。肾主藏精，而为封藏之本，贵在充实，故谓肾欲坚。若肾精失于闭藏，阴虚火旺，则用苦味药以坚之。苦能坚阴故为补，咸味与苦味相对，故为泻。如知母、黄柏、龟板之类皆是也。

总之，毒药用来攻邪，五谷用来营养，五果用作辅助，五肉用来补益，五菜用来充养。谷果肉菜的气味合而服食，可以补益精气。《素问·藏气法时论》所谓"毒药攻邪，五谷为养，五果为助，五畜为益，五菜为充。气味合而服之，以补精益气"，正是说明这个道理。

本文所说的补泻与一般概念不同。清·吴崑曰："顺其性为补，反其性为泻。"因此，本文中补泻是根据药物入脏的喜恶，而有各自不同的意义。例如，"肝苦急，急食甘以缓之……肝欲散，急食辛以散之，用辛补之，酸泻之"，即平时当以甘味养肝，以缓其易亢易急的将军之性。因肝主疏泄，喜辛散而恶酸收，故其病实者，以辛味散郁行气，以顺其性；其病重者，以酸味收敛，以固其精，余脏类推。

此外，用药时，还应当根据药物毒性的大小、性能的缓急，而适当地加以调节和控制，以免伤正。如《素问·五常政大论》曰："病有新久，方有大小，有毒无毒，固宜常制矣。大毒治病，十去其六。常毒治病，十去其七。小毒治病，十去其八。无毒治病，十去其九。谷肉果菜，食养尽之，无使过之，伤其正也。"也就是说，尽管使用无毒之药治病，尚仅宜十去其九；未尽之病，当以饮食调养，使人体逐渐恢复健康，以免用药过多，伤人之正气。

三、组 方 原 则

（一）君、臣、佐、使

方剂配伍是临床治疗疾病的主要步骤。方剂组织要有一定的法则，君、臣、佐、使就是用药处方配伍的法则。它是根据病情与药物性能决定的。《素问·至真要大论》曰："主病之谓君，佐君之谓臣，应臣之谓使。"君、臣、佐、使在方剂上所起的作用各有不同。所谓"君"是方中针对主病起作用的主药；"臣"起到协助和加强主药功效的作用；"佐"有协助主辅，而又起到监制作用；"使"有两种含义，一指引经药，使药物直达病所，二指有调和诸药的作用。简言之，即主治谓之君，辅君之谓臣，协助主辅又有监制作用的谓之佐，引药直达病所又能调和诸药谓之使。正如张景岳说："主病者，对证之要药也，故谓之君。君者，味数少而分两重，赖之以为主也；佐君者谓之臣，味数稍多，而分两稍轻，所以匡君之不逮也。应臣者谓之使，数可出入而分两更轻，所以备通行向导之使也。此则君臣佐之义。"一般处方，除必须确立君药外，其他臣、佐、使药是否需要，以及使用的味数或用量的多少，可根据病情而定。

（二）七方剂型的划分

方剂不仅有君、臣、佐、使的配伍，而且又根据药味的多少和药量的轻重，可划分为大、小、缓、急、奇、偶、重（复），谓之七方。这是中医学方剂分类的最早形式，是后世方剂学发展的理论基础。七方中除复方外，都是相对而言的。

1. 奇、偶

奇、偶的含义：奇，为单数，属阳而力轻，故病情比较单纯的，用奇方；偶，为双数，属阴而力重，故病情比较复杂的，用偶方。《素问·至真要大论》曰："君一臣二，奇之制也；君二臣四，偶之制也。君二臣三，奇之制也，君二臣六，偶之制也。"奇、偶的区别，一般是以药味单双数来划分的。如一味君药，二味臣药是单数，为奇方；二味君药，四味臣药是双数，为偶方；二味君药，三味臣药是单数，为奇方；二味君药，六味臣药是双数，为偶方。

处方的目的，是为了消除疾病，如果只有一个病因，用一个主药即可，倘若有两个病因，就需要两个主药。临床不应单纯拘泥于奇、偶数，要灵活运用。

2. 大（中）小

方剂的类型，并不局限于奇、偶，且有大（中）小的不同。《素问·至真要大论》曰："君一臣二，制之小也。君一臣三佐五，制之中也。君一臣三佐九，制之大也"；又曰："大则数少，小则数多。"这里所说的大小，是按药味的多少划分的。一君、二臣是小方；一君、三臣、五佐是中方；一君、三臣、九佐是大方。药味的多少，固然可以说明方的大（中）小，但不是绝对的。例如，有的药量重而力专，药味虽少，仍为大方。有的药量轻而力散，药味虽多，则称为小方。《伤寒论》有大、小柴胡汤，大、小承气汤。大柴胡汤八味药，小柴胡汤七味药；大承气汤四味药，小承气汤三味药，可以说味多方大，味少方小。但也有相反的情况，如《金匮要略》大建中汤只有四味药，小建中汤却六味药；大青龙汤七味药，而小青龙汤却八味药。这说明不能用药味的多少来衡量方之大水。药味的多少，仅能作为参考，主要的是依据药力大小、作用强弱，方为完善，决不能执一而论。

3. 缓、急、重（复）

疾病的发生发展是多种多样的，有轻浅的，有沉重的，有缠绵难愈的，有病重危笃的，随着疾病的轻重繁简演变程度的不同，方剂的组成，必须进一步机动，才能适应治疗疾病的需要。《素问·至真要大论》曰："近者奇之，远者偶之，汗者不可奇，下者不以偶。补上治上，制以缓，补下治下，制以急，急则气味厚，缓则气味薄，适其至所此之谓也。……是故平气之道，近而奇偶，制小其服也；远而奇偶，制大其服也，大则数少，小则数多，多则九之，少则二之。"

运用奇、偶、缓、急、重（复）诸方，必须根据疾病之所在，灵活施治。例如，病在身半以上的，为近、为阳，所以应用轻清升浮的奇方；病在身半以下的，为远、为阴，所以应用重浊沉降的偶方。"汗者不以奇，下者不以偶"一句，用抄本"以奇"与"以偶"互义。王冰注"汗药不以偶方，下药不以奇制"。盖偶方沉阴不能达表，奇方阳升不能降下之故。笔者认为不改亦可。何以言之？因为汗者，指经常汗出的患者，不应当用轻清升浮的奇方再发汗，以免伤津；下者，是指经常下泄的患者，不应当用重浊沉降的偶方再泻下，以免耗液。补是补其不足的正气，治是治其有余的邪气。补上、治上，是说病在上焦，要使药力作用于上，宜用气味俱薄的缓剂（方）；补下、治下，是说病在下焦，欲使药力直达病所，宜用气味俱厚的急方。

总之，应用方剂的精妙，在于掌握奇、偶、缓、急之能，气味厚薄之性，方能恰如其分地达到病所。平调病气的规律：如病所远，无论用奇方或偶方，其制方服量要大。方制大者，是药的味数少而量重；方制小者，是药的味数多而量轻。味数多的可至九味，味数少的仅用二味。

病有上下、远近、深浅、轻重、阴阳、表里、虚实的不同，因此必须随其现实情况而施治。对于奇偶的剂型，可以斟酌机宜，或奇、或偶、或奇偶并用，或方奇、而君偶，或方偶、而君奇，随病所宜，勿为拘泥。不过，我们要掌握一个总的原则，就是新感轻微的证候，方剂以小为宜。大则药过病所；大方品少量重，所以气味专，而效力速；小方量轻品多，因其气薄而效力微。至于九味、二味，仅是代表方剂大小、力量强弱而已。临床要灵活掌握，不能以辞害义。如果病情复杂，则依据病情的演变，随证掌握组方原则。如《素问·至真要大论》曰："奇之不去则偶之，是谓重方，偶之不去，则反佐以取之。所谓寒热温凉，反从其病也。"在治疗上如果用奇方而病不去，可以速用偶方、奇偶选用或并用的称为重方（现在称为复方）。重方是为治疗复杂疾病而设的。用了重方，病仍未解，就应考虑病之真假，而采用反佐法。反佐法是用寒凉或温热的药，来顺从寒或热的病证假象，而治其本质的一种反治法。如以寒治热而热服，以热治寒而寒服，以免格拒不纳；或热药、寒药反佐一些寒药或热药等。

总之，方是为病而立。服用任何方药，都必须服从于疾病的需要。上述选药制方，仅是临床治疗多种方术之一。古人针对各种疾病的特点，予以不同治疗方法。这些方法，是古人与疾病作斗争的经验总结，我们应当灵活地加以掌握。

四、"十三方"解

《内经》对于治疗法则，药物性能及组方法制，有较为全面系统地论述。对具体治疗措施，则详于针灸，而略于方药。全书对方药运用，仅提出了"十三首"，一般称为"十三方"。其中小金丹载于《素问·刺法论》，系为后世之方（实际是12首）。方药虽少，然已开汤药治疗之始，特别是其中某些方药，至今仍有一定疗效。所以研究学习它，还有一定意义。

1. 汤液醪醴

《素问·汤液醪醴论》曰："黄帝问曰：为五谷汤液及醪醴奈何？岐伯对曰：必以稻米，炊之稻薪，稻米者完，稻薪者坚。帝曰：何以然？此得天地之和，高下之宜，故能至完，伐取得时，故能至坚也。"五谷：即稻、黍、稷、麦、菽等谷物。药剂中的汤剂（煎剂），发源于古代的汤液醪醴。古人用五谷煎熬以作汤液，作为五脏的滋养剂；汤液再经熬煮发酵，便成醪醴，作为五脏治疗剂醪醴，在这里是指稻米作的甜酒。醪和醴的区别是醪是味厚的浊酒，醴是味薄的甜酒。汤液醪醴的制造，是用稻米作原料，稻薪作燃料制成的。谷有五种，为什么单用稻米呢？因为稻谷是春生、夏长、秋收、冬藏，得天地阴阳之和，水生陆长，得水土高下之宜，所以其气完备；稻草至秋采割，得秋金肃杀之气，故其质坚实。因其"至完""至坚"所以能造最好的汤液和醪醴。

古代的汤液醪醴，对后世医学的发展，有很大的影响。现在所用的汤剂，以及方剂中所用的粳米、酒剂等，都是从汤液醪醴发展而来的。

2. 生铁落饮

《素问·病能论》曰："帝曰：有病怒狂者……治之奈何？岐伯曰：使之服以生铁落为饮，夫生铁落者，下气疾也。"怒狂者，指多怒而狂。气疾，丹波元简云："凡狂易巅眩，惊悸癫痫，宜概称气疾矣。"

主要症状：多怒，狂躁妄动，骂詈不识亲疏，甚至登高而歌，弃衣而走等。
病机：此为忿怒抑郁，肝胃俱病，气郁化火生痰，火扰神明，痰阻心窍，阳气实于四肢所致。
治法：平肝泻火，涤痰开窍。
方药：生铁落饮加味。以生铁落为主，临床可加以石菖蒲、远志、胆星、竹沥等化痰开窍之品。

按：生铁落，即炉冶间锤落之铁屑。《本草经》曰："铁落之治风热。"《本草纲目》曰："主平肝去怯。"本病主要矛盾在肝，所以平肝是治怒狂的釜底抽薪之法。

3. 泽泻饮

《素问·病能论》曰："有病身热懈堕，汗出如浴，恶风少气，此为何病？岐伯曰：病名曰酒风。帝曰：治之奈何？岐伯曰：以泽泻、白术各十分，麋衔五分，合以三指撮为后饭。"酒风即《风论》所说的漏风病。

主要症状：全身发热，身体懈怠无力，大汗如浴，恶风气少。

病机：平素嗜酒，积热伤脾，以致湿热内生，筋肉失养，故身体懈怠无力。湿热郁蒸，卫外不固，故汗出如浴；腠理疏松则恶风，汗为阴之液，气随汗泄，故气衰而少。

治法：清热利湿，固表止汗。

方药：泽泻饮。泽泻、白术各 10 分，麋衔 5 分，以上三味混合为末，每次三指撮，饭前空腹服，温开水送下。

按：泽泻，渗淡利水道，清湿热。白术，苦温燥湿止汗。麋衔，又名薇衔，味苦平微寒，为主治风湿要药。本方对湿热内蕴，汗出恶风，筋缓身倦，有一定疗效。

4. 左角发酒

《素问·缪刺论》曰："邪客于手足少阴太阴足阳明之络，此五络皆会于耳中，上络左角，五络俱竭，令人身脉皆动，而形无知也，其状若尸，或曰尸厥……鬄其左角之发，方一寸，燔治，饮以美酒一杯，不能饮者灌之，立已。"鬄，剃同，俗作剃。燔治，燔，烧也，即烧制研面。

主要症状：手足厥冷，卒然昏倒不知人。

病机：邪气侵入手少阴心经、足少阴肾经、手太阴肺经、足太阴脾经、足阳明胃经，此五经之经脉皆会于耳中，络止于左耳额角。若邪气侵犯五经之络，闭而不通，则五经之气逆于上，而不能下行，全身的气血皆随之而上逆，因而出现全身振摇，神志昏迷，不省人事，犹如尸厥之状。

治法：先用针灸法治之。不效，可用左角发酒。其法剃其左角之发，约一方寸，烧炭作末，合以米酒饮服，如不能饮，则灌之，可愈。

按：发，亦名血余，能消瘀血，补阴虚，活气血，通经络，为专入阴经之品；酒有散寒，暖中焦，开郁结，调荣卫，通里达表，宣上行下，专走阳经之力。因此，本方具有通行经络、调和阴阳之效，使心肾交通，气血和畅。本方仲景曾有新的化裁。如张骥在《内经方集释·卷上》引滑伯仁说："发者血之余，血通则气自行，气行而厥自止。仲景化此法为猪膏发煎，用乱发以荣血而行水；滑石白鱼散，用乱发以通水而和血。乱发发鬓，用虽不同，其通血而行气则一与"。在《内经方集释·卷上》《肘后备急方》尸厥亦主本方。

5. 鸡矢醴

《素问·腹中论》曰："黄帝问曰：有病心腹满，旦食则不能暮食，此为何病？岐伯对曰：名曰鼓胀。帝曰：治之奈何？岐伯曰：治之以鸡矢醴，一剂知，二剂已。"矢，屎同。《本草纲目》曰："鸡屎白，气味微寒，无毒，鼓胀生于湿热，亦有积滞成者，鸡矢能下气消积，通利大小便，故治鼓胀有殊功，此岐伯神方也。"

主要症状：心腹胀满，旦食则不能暮食。

病机：肝胆脾胃湿热蕴结，气机疏泄不利，运化水谷失常。

治法：清热利湿，下气消积。

方药：鸡矢醴。制作及服用法，见《本草纲目》引何大英云："用腊月干鸡矢白半斤，袋盛，以酒一斗，浸七日。温服三杯，日三。或为末，服二钱亦可。"此方民间仍流行，常用于小儿消化不良之腹胀，有佳效。

按：但若属虚证之鼓胀病，则不宜使用本方，正如张景岳说："鸡矢……攻伐实邪之剂也……凡鼓胀由于停积及湿热有余者，皆宜用之。若脾胃虚寒发胀及气虚中满等证，最所忌也，误服则死。"

6. 乌鲗骨丸

《素问·腹中论》曰："帝曰：有病胸胁支满者，妨于食，病至则先闻腥臊臭，出清液，先唾血，四肢清，目眩，时时前后血，病名为何？岐伯曰：病名血枯，此得之年少时，有所大脱血，若醉入房中，气竭肝伤，故月事衰少不来也。帝曰治之奈何？复以何术？岐伯曰：以四乌鲗骨、一蘆茹，二物并合之，丸以雀卵，大如小豆，以五丸为后饭，饮以鲍鱼汁，利肠中及伤肝也。"出清液：《针灸甲乙经》《太素》"液"作"涕"。利肠中：《太素》"肠"作"胁"。按作"胁"与前胸胁支满相应。丸以雀卵，杨上善说："以雀卵为丸。"后饮，高士宗说："使药下行，而以饭压之。"

主要症状：胸胁支胀，妨碍饮食，常嗅到腥臊之气味，鼻流清涕，唾血，四肢清冷，头目眩晕，二便经常出血，月事不来。

病因病机：少年时吐、衄、崩漏、失血过多，或因醉后入房，阴精尽泄，精血两伤，气亦耗散。肝藏血，肾藏精，肺主气。失血、伤精、耗气，则三脏俱伤，以致清浊升降失常，气逆于上，则胸胁胀满，甚则妨碍饱食；病至先闻腥臊味及鼻流清涕为肝肺两伤；血不归经则唾血或二便出血；气不荣身则四肢清，气血虚不能上荣则头晕目眩；精血气皆竭，故月事不来。

治法：补骨益精，和血通络。

方药：乌鲗骨丸。乌贼骨四分，蘆茹一分，二药研面混合，以麻雀卵和丸，如豆大。每次饭前服 5 丸，鲍鱼汤送下，取其降气和补益肝脏之效。

按：乌鲗骨，又名乌贼骨，一名海螵蛸，气味咸温下行，有固精、缩小便、止血、止痛之功，主女子赤白漏下及血闭血枯。蘆茹，即茜草，气味甘寒，能止血治崩，又能和血通经。麻雀卵，气味甘温，能补益精血，主男子阳痿不举及女子带下，便溺不利。鲍鱼，气味辛温，能通血脉益阴气，煮汁服之，能同诸药通女子血闭。故本方具有补养精气血、强壮肺肝肾、活血通络的作用，所以能统治血枯精亏诸证。

7. 兰草方

《素问·奇病论》曰："有病口甘者，病名为何？何以得之？岐伯曰：此五气之溢也，名曰脾瘅……故其气上溢，转为消渴。治之以兰，除陈气也。"五气，指脾气。张志聪说："五气者，土气也。"脾瘅，瘅者热也，故脾瘅即脾热。

主要症状：口中时甜，苔白厚而腻，久之可转为消渴。

病机：过食肥甘厚味，积于中焦，化热生湿，脾不能为胃行其津液，其气上溢于口，则口甜，久之阴伤可转为消渴。湿热郁蒸则苔腻。

治法：清热除湿。

方药：兰草一味，煎汁内服。

按：兰草，即佩兰，气味辛平芳香，能醒脾化湿，清暑化浊。临床用兰草 50g，煎水代茶，治口甜，苔腻，久久不除者有良效。

8. 豕膏

《灵枢·痈疽》曰:"痈发于嗌中,名曰猛疽。猛疽不治,化为脓。脓不泻,塞咽,半日死。其化为脓者,泻则合豕膏,冷食,三日而已。……发于腋下赤坚者,名曰为米疽,治之以砭石,欲细而长,疏砭之,涂以豕膏,六日已,勿裹之。"嗌,乃气管的上部,即咽喉处,为肺气出入之道。疽发此处,影响呼吸,病势凶猛,故名猛疽。发于腋下坚硬红肿,形状转小者,名曰米疽。猛疽、米疽按其部位,都属于肺经积热,毒火入侵而致。

豕膏,即猪脂,欲名猪油。猪脂气味甘,微寒,无毒。《本草纲目》引孙思邈语:"利血脉,散风寒、润肺。入膏药主诸疮,治痈疽。"

《备急千金要方》:"治口塞咽,用猪膏、白蜜各一斤,黄连末一两,合煎,取汁熬稠每服枣许,日五服。"

《万氏方》:"治肺热暴喑,用猪油、白蜜各一斤,炼膏冷定,不时挑服一匙,即愈。"

《千金翼》:"用猪膏淹生地黄六七沸鎣之,治鼠疮瘰疬。"张仲景的猪肤汤及后世用猪脂做膏药,都是从此方变化而来的。

9. 连翘饮

《灵枢·痈疽》曰:"发于胁,名曰败疵,败疵者女子之病也。灸之,其病大痈脓。治之,其中乃有生肉,大如赤小豆。剉连翘草根各一升,以水一斗六升煮之,竭为取二升,则强饮,厚衣,坐于釜上,令汗出至足,已。"疵,音吃。败疵,亦称胁痛。李杲说:"胁者,肝之部也,妇人多郁怒,故患此疮。"考《诸病源候论》《千金翼方》《外台秘要》,"败疵"均作"败疵"。《巢氏病源》记述:"痈发于女子阴旁,名曰败疵疽,久不治,其中生息肉,如赤小豆麻黍也。"

按:疵为败疵为是,因为肝之经脉绕阴器,过毛中,女子生于阴旁,正是肝经病变。熏蒸取汁至足,对阴部败疵治疗亦贴切合理。强饮,指热饮下之意;厚衣指多加衣服。李杲说:"乘热而强饮之,复厚衣坐于热汤之釜,熏蒸取汗,汗出至足乃透"。

10. 半夏秫米汤

《灵枢·邪客》曰:"厥气客于五脏六腑,则卫气独卫其外,行于阳,不得入于阴,行于阳,则阳气盛,阳气盛,则阳跷陷(当作满),不得入于阴,阴虚,故目不瞑。黄帝曰:善。治之奈何?伯高曰:补其不足,泻其有余,调其虚实,以通其道,而去其邪;饮以半夏汤一剂,阴阳以通,其卧立至。……其汤方,以流水千里以外者八升,扬之万遍,取其清五升,煮之,炊以苇薪火,沸,置秫米一升,治半夏五合。徐炊,令竭为一升半,去其滓。饮汁一小杯,日三,稍益,以知为度。故其病新发者,复杯则卧,汗出则已矣。久者,三饮而已也。"补其不足,泻其有余:《类经》云:"此针治之补泻也。补其不足,阴跷所出足少阴之照海也;泻其有余,即阳跷所出足太阳之申脉也。"若阴盛阳虚而多卧者,自当补阳泻阴矣。阳跷陷,《针灸甲乙经》《黄帝内经太素》均作"满"。

病机:卫气入于阳则寤,行于阴则寐。如果厥逆之气入侵脏腑,迫使卫气捍卫体表而行于阳分,不得入于阴分。由于卫气仅行于阳,故阳气盛,阳气盛,则阳跷之脉充满,卫气不能入于阴分,则外有余而内不足,于是形成阴虚,所以不能闭目入睡。

方药:半夏秫米汤。半夏汤是用长流水八升,多次扬之,取轻浮于上的水五升,用苇薪燃火煮之,水沸后,放秫米一升、炮制过的半夏五合,继煎至浓,缩成一升半,去滓,每次服一小杯,每日3次,逐渐加量,以发生药效为度。如果病初起,服药后应静卧,汗出后即愈。病程较久的,须服至三剂乃治愈。

按：半夏、秫米，之所以有如此疗效，主要是因其调和阴阳的作用。半夏，味辛，其直驱少阴厥逆之气，使之上通阳明；秫米甘寒，能泄阳补阴，因其调和营卫，协调阴阳，故可治失眠之证。本方对胃肠有痰浊的失眠，疗效尤佳。

11. 马膏膏法

《灵枢·经筋》曰："足阳明之筋……其病足中指支，胫转筋，脚跳坚，伏兔转筋，髀前肿，癞疝，腹筋急，引缺盆及颊，卒口僻。急者，目不合；热则筋纵，目不开。颊筋有寒则急，引颊移口。有热则筋弛纵，缓不胜收，故僻。治之以马膏，其急者，以白酒和桂，以涂其缓者，以桑钩钩之，即以生桑炭置之坎中，高下以坐等。以膏熨急颊，且饮美酒，啖美炙肉，不饮酒者，自强也，为之三拊而已。治在燔针劫刺，以知为数，以痛为俞。"脚跳坚，指足部有跳动及强硬不适感。《类经》："跳者，跳动；坚者，坚强也。"卒口僻，即突然口角㖞斜。三拊，拊同抚，三拊，即再三抚摩患处。急者目不合，拘急之侧眼胞不能闭合。引颊移口，牵引颊部至口角移动。高下以坐等，坑的高低以患者坐位能烤到颊部为宜。

经筋分手足三阴三阳，合称十二经筋。这里仅举足阳明之筋，感受寒邪之后，所发生的一系列症状为例。寒性收引，寒邪侵入阳明之筋，循经发病或转筋，或急引，或㖞僻，或目不合，都是寒邪侵及，经筋收引拘急所致。热则纵缓不能收缩，也会发生㖞僻，但目不开，由于经筋不与内在的脏腑相连系，而布于表，同时因寒则虚。因此，治则应是补虚祛寒，壮阳除阴，通络和肌表，调和气血。

"急者缓之"。甘以缓急，故用马膏之甘平，以缓其急，"寒者热之""虚则补之"，故用马膏热熨，桑炭火烤以祛寒，再啖炙肉以补其虚，壮阳除阴，调和气血，通经络和肌表，故用白酒、官桂和烧针劫刺，同时用桑钩牵引，以正其㖞僻。如果因热所引起筋缓口僻，则应以泄阳为主，不宜用上法。

12. 寒痹熨法

《灵枢·寿夭刚柔》曰："寒痹之为病也，留而不去，时痛而皮不仁……用淳酒二十斤，蜀椒一升，干姜一斤，桂心一斤。凡四种皆㕮咀，渍酒中，用棉絮一斤，细白布四丈，并内酒中，置酒马矢媪中，盖封涂，勿使泄。五日五夜，出布棉絮，曝干之，干复渍，以尽其汁。每渍必晬其日，乃出干，干，并用滓与棉絮，复布为复巾，长六、七尺，为六、七巾，则用之生桑炭，炙巾以熨寒痹所刺之处，令热入至于病所。寒复炙巾以熨之，三十遍而止。汗出以巾拭身，亦三十遍而止，起步内中，无见风。每刺必熨，如此病已矣。"醉，一昼夜为醉。媪中，音蕴，聚火而无火。置酒马矢媪中，陆懋修曰："《说文》媪，郁烟也，此谓烧马矢郁烟，置盛酒器于中也。"马矢即马粪。复布为复巾，《类经》曰："复布为复巾者，重布为巾，如今之夹袋，所以盛贮绵絮药渣也。"

主要症状：肢体关节时痛而皮不仁，得寒加剧。

病机：寒邪侵入经络血脉之中，久留不去，以致血脉凝涩，不通而痛。甚者影响营卫，而成麻木不仁的寒痹证。

治法：祛寒通络，调和营卫。

方药：熨法。用棉布浸药酒晒干后，以桑炭火炙热后熨贴以治寒痹，这是外治法的一种。方中药物，酒性辛熟悍急，有通行经络、外达肌表之功；蜀椒辛热散寒回阳；干姜建胃培土，化生血气；桂心温经散寒。三味得酒力及炭火的热力，在针刺前后贴患处，久久施行（三十遍），则荣卫通，汗液出，寒痹自能痊愈。此方虽然制作较繁，然其理法，颇有深意。正如张景岳说："当于未刺之前，及既刺之后，但以药熨，则经通汗出，而寒痹可除矣。"

13. 小金丹（附）

《素问·刺法论》曰："小金丹方，辰砂二两，水磨雄黄一两，叶子雌黄一两，紫金半两，同入合中，外固了地一尺，筑地实，不用炉，不须药制，用火二十斤煅之也。七日终，候冷，七日取，次日出盒子，埋药地中。七日取之，顺日研之三日，炼白沙蜜为丸，如梧桐子大，每日望东吸日华气一口，冰水下一丸，和气咽之，服十粒，无疫干也。"了地，高士宗注："了地，入地也。"叶子雌黄，即上好雌黄。叶子，形容文理层叠。地实，《素问注经证发微》《素问直解》均作"地"，高士宗注"地"，地穴也。华气，日出时精华之气。

《素问·刺法论》是北宋·刘温舒补入的，经学者考据认为其非《内经》的原貌，所载小金丹当然也是后人的方剂。不过本方四种药品，特别是辰砂、雄黄，在避瘟防疫上，具有悠久的历史和现实作用，确实有可取的意义。

本方的制炼方法：将辰砂、雄黄、雌黄、紫金（金箔）按照上述分量称准，放入乳钵中研细，倾入瓷罐中，外用盐泥封好。另在空闲地方挖一个坑，约尺许，将罐置于坑内，封以薄土，筑实。另用桑枝或桑炭烧其地面，烧七天，至第八日，候冷，把罐取出，将药刮出，入于另一罐，再埋于地下，以清除火热之气，埋七天，再取出，将药倾入钵中，顺日出方向，研面，炼蜜为丸，如桐子大。

服法：每日早晨，当太阳将出，面向东方吸一口气，用冰水送下一丸，共服十粒，即可免受疫病的传染。本方虽与道家益气养生有关，但从临床验证，确有避瘟防疫功能。

总之，《内经》的十三方，药物虽然简单，但已包括了动、植、矿三类。就其剂型来说：有汤剂、丸剂、散剂、膏剂、丹剂；就其服法来说，有内服、外用；就其功用来说，有用于治疗，有用于预防；就其制方来说：有醪醴、铁落、发酒、鸡矢、兰草、豕膏等六方，属于奇方中之小者；泽泻饮、乌鲗骨丸、连翘饮、半夏秫米汤、马膏等五方，属偶方中之小者；寒痹熨法，属于奇方中之大者；小金丹，属于偶方中之大者。这些方剂不仅有历史意义，而且其中某些方剂，现在还有其实用价值。物别是对后世方剂学的发展，有着深远的影响。

小结：立法、选药、组方都离不开辨证。因为疾病的变化是错综复杂的。如果证因不明，很难解决千变万化的疾病。因此，治病必须首先辨证，通过辨证，分清病因、病性及病变类型，然后才能依理立法，选药组方。

《内经》的治疗法则，主要是根据内脏生理功能常异，结合多种不同病因，以及表里，寒热、虚实、缓急等病变而制定的。文中重点提出了正治、反治、标本先后等治疗法则。所有这些，至今仍为临床所应用。

证明，法备，继之用药处方，从而完成治疗的最终目的。药物的酸、苦、甘、辛、咸、淡之味；寒、热、温、凉、（平）之性，升、降、浮、沉之能，是用药处方必须掌握的知识。由于药物对人体脏腑组织系统的功能作用，以及药物机制，都是从这三方面发挥出来的。同时也要了解药物对脏腑的亲和作用和毒性大小对人体的影响，以便处方时，知所宜忌，使其不致成为药物所伤的弊端。

方剂配伍的一般规律是首先确定君、臣、佐、使的药味及它们之间的比例成分；然后制以切合病情的大、小、缓、急、奇、偶、重（复）等不同的剂型。更应注意服用方法和饮食对药力的作用，以提高疗效。

《内经》十三方，主要是从历史的角度来衡量它，从而说明中医学在劳动人民的创造中，在《内经》理论的指导下，是如何发展到现代浩如烟海的完善体系的。

养生与长寿

养生，就是保养生命，讲究卫生；长寿就是保持健康，以尽其自然寿命。根据古今科学家研究，推测人的自然寿命应当超过百岁。要达到长寿目的，关键问题在于养生。养生的主要内容，有以下四个方面：精神修养、体质锻炼、适应自然变化及调节饮食起居。

一、精 神 修 养

精是营养机体的物质基础，神是精神意识思维活动总司，统归心神主宰，但与其他四脏也有不可分割的关系。五脏所化的精气，可以产生不同的情志活动，如"心在志为喜，肝在志为怒，脾在志为思，肺在志为忧（悲），肾在志为恐"，这就是七情（喜、怒、忧、思、悲、恐、惊）。七情是人体对客观外界事物的不同反映，属于正常的精神活动范畴，并不致病。只有遭受突然、强烈的或长期、持久的情志刺激，影响人体的生理，导致脏腑气血功能紊乱，才会引起疾病的发生。如"怒伤肝（怒则气上）、喜伤心（喜则气缓）、思伤脾（思则气结）、忧悲伤肺（悲则气消）、恐伤肾（恐则气下）"。现代医学证明，大喜会使交感神经兴奋，血压上升，心率加速。由此可见，一个人精神情绪的波动，会直接影响机体的健康，从而影响衰老的速度。现代医学研究也阐明精神的创伤、刺激或沉重的思愁、焦虑不安，会引起或加重一些疾病，如高血压、溃疡病、糖尿病、哮喘病等，一般称为身心疾病，其与中医所说情志内伤而致病的思想是符合的。

精神修养，是养生长寿的主要课题，其目的在于加强思想情志的修养，建立正确的世界观和人生观，情绪乐观，思想开朗，精神愉快，遇事不怒，虚怀若谷，不计较个人得失，能够克服忧郁或烦躁情绪，以期生活稳定，逆境从容，保持机体抗病能力，预防疾病，从而促进健康长寿。

中医学最早的医书《内经》曰："恬淡虚无，真气从之，精神内守，病安从来？"长寿的人多数是乐观者，世界上长寿老人之一伊朗人阿巴斯·哈萨 156 岁。问他长寿的秘密时其说："我有乐观的性格。"有人调查 60%长寿老人都开朗乐观、性情温和。

二、体 质 锻 炼

"生命在于运动"，由于老年人的机体结构和生理都有不同程度的变化，如肺活量减少、呼吸功能降低、血管变硬、心脏负担增加、反应迟钝、记忆力减退、肌肉萎缩、活动受限等。特别是老年人常患高血压、冠心病、慢性气管炎等疾病，开展体育活动是预防衰老、防治老年人常见病的重要手段。

老年人的体育锻炼要遵守循序渐进原则，要根据自己体质健康情况，适当地选用不同的锻炼方式，由慢到快，由易到难，活动时间须逐渐增加，以运动后出现发热，微微汗出，轻松愉快，食欲睡眠良好为度，表明效果满意。锻炼一定要持之以恒，长期坚持，才能达到推迟衰老的作用。

锻炼时间以晨起为好，空气新鲜为佳，饭后 1～2 小时以散步为宜。如果身体不舒，可以暂停活动。锻炼的项目有散步、慢跑、中跑、气功、太极拳、八段锦、按摩术、冷水浴、日光浴、骑车、游泳等。唐代医药学家、养生家孙思邈每天打拳、按摩、练气功，著作《千金翼方》是在其

100 岁时写成的。

三、适应自然变化

人与自然界是一个统一的整体，顺应自然变化至关重要。适应自然四时变化的原则是"春夏养阳、秋冬养阴""虚邪贼风、避之有时"。预防疾病的发生，需要注意精神修养及体质锻炼，注意生活起居，增强正气以抗拒外邪，又要适应四时气候变化，随时注意外邪侵袭，对于传染病要及时避开以免被传染。如《素问·上古天真论》所论"饮食有节，起居有时，不妄作劳"。

四、调节饮食起居

老年人新陈代谢较慢，消化能力减退。故其饮食要有定量，宜以素食为主，多吃些蔬菜，肥甘厚味尽量少吃。晚饭后4～5小时入睡为宜，临睡前不要进食、吸烟、喝茶，以免影响睡眠。要想睡得好、睡得实必须做好以下几点：

（1）养成良好的睡眠习惯，按时睡眠，早睡早起。

（2）卧室要安静、空气流通、光线较暗、温度适宜。

（3）睡眠时穿的衣服要宽大，胸部不宜压紧、床不宜松软，以便使全身肌肉放松，达到休息舒服的目的。

（4）睡前用温水洗脚，有条件者用温水洗澡，以促进早些入睡。

（5）睡前要精神愉快，不要焦虑或过度思考，勿进行紧张的脑力活动或剧烈的体力运动，可在户外短时间散步。

（6）入睡困难，睡眠不好，感到精神疲倦，白天应当补充适当的睡眠，以恢复机体疲劳，尽快使精力复原。

总之，睡眠是休息的主要方式，充足的睡眠可使大脑和机体得到休息，并有效地消除疲劳。

除了饮食有节、起居有时之外，还要进行适当的文娱活动，如欣赏文艺演出，观看电影戏剧，阅读书报、杂志、小说，绘画，集邮，下棋，种花等，养成合理的生活习惯，使日常生活情趣化，精神饱满，心情愉快，保持身体正常的功能活动，对于减少疲劳、增强体质、促进健康有着重要意义。

古今论三焦

三焦学说作为中医理论体系的一个组成部分，向来为历代医家所重视。《内经》始论三焦，迄今两千多年。诸医家对三焦的形质，学术见解不同，各执其说。以致议论纷纷，莫衷一是。近三十年，很多学者运用现代医学理论进行了探讨与研究，具有一定的参考价值。

我们把三焦学说作为重点研究课题，溯本求源，广集众说，力求使三焦学说的理论更加充实、系统和完善。

一、"三焦系统"的提出

"三焦"的存在无可非议，具备独具特色的功能，这一点与其他脏腑完全相同。由于三焦的生理功能广泛而强大，这里暂称为"三焦系统"。

（一）三焦系统的阴阳五行归属

三焦系统的生理功能存在着阴阳两个方面，三焦主持诸气，为元气通行之道路，总司人体气化活动，这就是"阳"的一方；三焦为决渎之官，水道出焉，为水谷运行之道路，这就是"阴"的一方。气能化水，水可生气，阴阳双方相辅相成、相得益彰。病理条件下，气虚水停，水停气滞，二者又相互影响、相互为病。三焦系统的阴阳双方通常是阳的一方占主导地位，主要体现在其一，气能生水；其二，气能推动水液运行；其三，气能温煦水液使阴水不寒；其四，气能固摄水液而司决渎。

三焦系统在五行中属"火"。以君相而言，则为"相火"。三焦系统之"火"源于命门，命门真火乃其渊源。三焦元气是相火功能活动的基础，三焦相火则是元气生化运行的动力。而且，三焦之水中有火，则化气行水；三焦之火中有水，则火不妄动。

因此，将三焦系统的阴阳五行归属结合起来，即气（阳）-水（阴）-火（五行）有着内在联系的功能系统。

（二）三焦系统的功能联系

如同五脏一样，所谓"系统的功能联系"即由表里之脏腑、体表组织、官窍及其外合所组成。例如，肝系统，包括肝、胆、筋、目、爪；心系统包括心、小肠、血脉、舌、面等。三焦系统以腑命名，与任何五脏系统不同。

以三焦为主体的功能活动系统的内在关系是通过经脉的沟通、气血的布达、脏腑的联系来实现的。三焦之经脉即手少阳经循属三焦而络于心包，手厥阴心包经则属于心包而隶络三焦。三焦之经脉上合手少阳，又为太阳之别，太阳主表，为一身之屏障；少阳主半表半里，为表里内外之枢机，其外应腠理毫毛。三焦为元气之通路，命门乃为生气之源；三焦内寄相火，主通行水液，而命门内寓相火，其气通水脏（肾）。三焦为水谷之道路，而前后二阴则为水谷之道路的门户，其开合启闭与气-水-火密切相关。

二、三焦的名称及意义

"三焦"最早记载于中医经典著作《内经》中，《内经》把三焦作为内脏提出，并且说明了其所属经脉、关联脏腑、生理功能、病机变化等，传自后世，由于对三焦的理解和认识的不同，因此对三焦名称内涵和意义的说法亦各有千秋。

1. 三焦之别号

孤府、中渎之府见《灵枢·本输》；外府，见《难经·三十八难》；原，见《难经·六十六难》；中清之府、玉海、水道，见《中藏经·论三焦虚实寒热逆顺生死之法》；三关，见《备急千金要方·膀胱府》；三丹田（上丹田、中丹田、下丹田），见《云笈七签·元气论并序》等。

2. 三焦之释义

三的基本含义：上、中、下称三，如三元之气；三才之用。其他，有众多之意，如《周语》曰："人三为众，女三为粲，兽三为群。"众、粲、群，皆为众多意，有三乃天地生成之数，万物衍生，由简单向众多之意。如《老子》曰："一生二，二生三，三生万物。"有"数始于一成于三"，如《史记·律书》所载。

3. 焦的基本含义

热也、火也。其他，宋本《脉经》、日本《医心方》中，"焦"字皆作"膲"，敦煌石宝医籍残卷《五脏论》《平脉略例》作"膲"。《玉篇》《广韵》《集韵》于"膲"字下注"人之三焦"，外别无他释。又通"爵"，古焦、爵同部同音，可以互相通用，爵是古代储存流质品的三足容器，取以为体腔的象征性名称。《章太炎医论·论三焦与淋巴腺》曰："焦，爵也，谓小水也。"又，《说文解字》曰："噍，下云嚼也，噍或从爵；礁下曰早取谷也。"段注：亦作礁，古焦、爵同音通用也。又，如《说文解字》所训"本作爇，火所伤也"，引申为空虚。《灵枢·天年》曰："九十岁肾气焦，四脏经脉空虚。"肾气焦即肾气亏虚。《针灸甲乙经·十二经脉络脉支别》"气弗营则皮毛焦"，《难经·二十四难》"气弗营则皮毛焦，皮毛焦则津液去"，亦有空虚之意。又，"焦"本义为"佳"（短尾鸟）于"火"上，即火伤，与《说文解字》大体相同。

三、三焦的生理功能

三焦位于躯壳之内，分而言之有上、中、下三焦之别。三焦的主要功能在于主持诸气，总司气化，乃元气之别使；为水谷代谢的通路；内寄相火，外应腠理毫毛；与心包络相表里。

（一）主持诸气，总司气化，为元气之别使

"元气"，又称"原气""真气"，原，即本原、根本之意。元气是人体诸气之本，其气与生俱来，生发之机在于命门。《难经》称三焦为"元气之别使""主通行三气（即宗气、营气、卫气），经历于五藏六府"。三焦主持诸气之功能，正是由于其主持原气分布，进行气化作用而实现。

"气化"即人体精微物质的生成和转化，为体内物质代谢的同义词。气化贯串于生命的始终，其活动以五脏为中心，以六腑为辅助，靠元气以激发，赖元阴作基础。所谓"别使"，别，别也；使，遣使。元气由命门生发，而通过三焦分布于周身。三焦作为元气分布运行的通路，将元气和调于五脏，洒陈于六腑，濡养于四肢，温煦于肌肤。

元气通过三焦运行全身，因此在上焦、中焦、下焦经过的不同脏腑，发生其不同的气化作用。上焦通过心肺的作用，将由肺吸入的清气与脾胃转输来的水谷之气相结合为宗气，宗气积于胸中，上出喉咙以司呼吸，下贯心脉以推动血液循环，与视听言动各种功能都有关。此外，上焦还通过肺将水谷之气化生的卫气宣发敷布于体表，温煦分肉，充实皮肤，润泽腠理，控制汗孔开合，抗御外邪入侵等，故《灵枢·决气》曰："上焦开发，宣五谷味，熏肤、充身、泽毛，若雾露之溉，是谓气"，即是"上焦如雾"的含义。中焦通过脾胃的作用，将食物腐熟、消化、吸收，转输而化生营血。营气是水谷之气中比较富有营养的物质，分布于血脉，成为血液的组成部分，营运周身发挥其营养作用。故《灵枢·营卫生会》曰"中焦亦并胃中，出上焦之后，此所受气者，泌糟粕，蒸津液，化其精微，上注于肺脉，乃化而为血，以奉生身，莫贵于此，故独得行于经隧，命曰营气"，即是"中焦如沤"的含义。下焦通过肾、膀胱、大小肠的作用，化气行水、分别清浊。渗入

膀胱的水液气化为尿排出体外；进入大肠的糟粕，经燥化与传导作用，通过肛门排出。故《灵枢·营卫生会》又曰"水谷者，常并居于胃中，成糟粕，而俱下于大肠，而成下焦，渗而俱下，济泌别汁，循下焦而渗入膀胱焉"，即是"下焦如渎"的含义。

三焦气化作用分之则三，而合之则一，故《中藏经》称之为"总领五脏六腑、营卫、经络、内外、左右、上下之气也"。分而言之为"三元之气"，合而言之为"一元之气"。人体之所以能够完成统一协调的生理活动，三焦主持诸气的重要作用是不容忽视的。

（二）水谷代谢的通路

饮食水谷消化、吸收、输布、排泄的代谢过程，必须有三焦参与才能完成。三焦，古称"中渎之府""决渎之官"，就是说明三焦能够将水谷精气布散周身，并将其代谢剩余的产物排泄于外的功能。三焦作为水谷代谢的通路，是基于其具有总司人体气化活动的功用。水之与气，水可化气，气凝为水。水液在体内必须气化。气化作用正常，则水得以运行、固摄；谷之与气，谷化为气，气敛为谷。谷物在体内必赖气化，气化作用正常，则谷得以腐熟、传输。

三焦作为水谷代谢的通路，上焦主"纳而不出"，即饮食物质通过咽部，经食管，入胃，心主血脉，肺为水之上源，轻清的水谷之精气通过心肺的作用弥漫全身；肺"通调水道"，水液通过肺下达于肾。中焦主"化"，即胃将受纳的水谷腐熟消化，小肠进一步将其水谷精微吸收，剩余的谷物残渣及水液分别传导至大肠和膀胱。下焦主"出而不纳"，膀胱为水府，肾为水脏。水液在肾阳的蒸化作用下，清者重新吸收，浊者通过膀胱排出体外。大肠则吸收谷物残渣中的水分，并将糟粕排出体外。

（三）内寄相火

三焦以五行配属而论为火，以脏腑君相而言为相火。三焦相火谧藏运化于脏腑之内，且有温煦生化之作用，表现为元气运行、水谷代谢之动力。

三焦主持诸气，为元气通行之道路，总司人体气化活动。"气食少火""少火生气"。三焦元气是相火功能活动的基础；三焦相火则是元气生化运行的动力。由于三焦内寄相火，故其所主之元气以阳气为主，阳气具有温煦脏腑，生化精微的作用。元气得此少火，则生气散布、升降出入。

三焦为决渎之官，水道出焉，其水液代谢的作用赖之三焦相火的功能。水中有火，则化气行水，升清降浊；火中有水，则火不妄动，势不亢烈，故谓之水"无火不化、无火不行"。三焦相火对于谷物的腐熟、转输排泄亦具有重要作用。张景岳所谓"中焦火候"脾胃如灶釜、相火如柴薪，即乃此意，故谓之谷"无火不熟"。

（四）腠理毫毛其应

"腠理"为人体皮肤、肌肉及脏腑的纹理，"毫毛"为皮肤之纤毛、汗孔。凡表里交通、汗液分泌、皮肤感觉、肌肉屈伸，无不与腠理毫毛有关。《金匮要略》所谓："腠者，是三焦通会元真之处，为血气所注，理者，是皮肤脏腑之文理也。"腠理毫毛的作用则主要是通过营卫二气的运行支配而实现的。营气出于中焦，行于脉内，具滋养润泽腠理毫毛之功；卫气出于上焦，行于脉外，具充实皮肤、温煦分肉、濡润腠理、司汗孔开合之用。三焦为营卫二气之所出，主持诸气，总司人体气化作用。三焦通过营卫二气的运行与腠理毫毛保持着密切联系，腠理毫毛为三焦行气的散布渠道，通会元气之重要场所。此外，腠理毫毛是人体由表达里，递次连接的组织结构，而三焦之经脉上合手少阳，又为太阳之别。太阳主表，为一身之屏障；少阳主半表半里，为表里内外之枢机，故三焦又通过经脉与腠理毫毛保持着密切联系，腠理毫毛又为三焦行气的交通枢纽，通达内外之重要区域。总之，三焦在内有其络属之脏腑，在外则与腠理毫毛相应。三焦外应腠理毫毛，与其主持诸气总司气化活动的重要作用及经脉循行别出所分布的体表组织关系至密。

（五）三焦与心包络相表里

三焦与心包络，一腑一脏、一阳一阴、一表一里，互相协调，密切配合。它们相互表里的关系表现在：

1. 经络上相互络属

三焦之经脉为手少阳经，心包络之经脉为手厥阴经。在经脉循环过程中，手少阳三焦经循属三焦，而络于心包络；手厥阴心包经则属于心包络而历络三焦，于是气血互注，经气相通，环流不息。这种经络上相互络属的关系是它们生理上相互为用的基础。同时，也是病变上相互影响的途径。

2. 生理上相互为用

三焦为一腔之大府，具卫护胸腹脏器之用；心包络为心脏外围组织，具保护心脏之功，二者共同保护脏腑，相辅相成。三焦内寄相火，通行元气而布周身；心包络内寓相火，辅佐心脏而替君行事，二火相合，温煦脏腑，生气通阳。

3. 俱有名而无形

古人论述三焦与心包络相表里，多以有名无形而言之。三焦位于躯壳之内，有上中下之分，具有主持诸气，通行元阳，司水谷之代谢，外应腠理毫毛等作用；心包络位心脏外围，具有替心行事，代心受邪，保护心脏等功能。二者均有所属部位及生理功能，安能无形？古人所谓"无形"，只是说明三焦及心包络与其他脏腑不同，为并非独立的脏器而已，不能以没有形质论之。

由于三焦与命门的关系密切，因此也有主张三焦与命门相表里的说法，这一说法源于王冰之注，后为历代医家所阐发。三焦为元气之通路，而命门乃为生气之源泉；三焦内寄相火，又主通行水液，而命门内寓相火，其气通水脏（肾）。三焦与命门关系密切，在生理功能上也是相辅相成的。

综上所述，可见三焦主持诸气，总司气化的作用极为广泛，凡血液的运行、津液的输布、饮食的消化、营养的吸收、筋脉的濡润、皮肤的温和、毛发的光泽、脏腑的灌溉等，无不依靠"气化"的作用。

三焦总司气化的关键在于元气，元气为命门之火，是人体热能的源泉。脾胃生化之精气，是气机升降出入运动的枢纽，二者上下相贯则动力出焉。以命门与三焦关系上看，三焦属相火纳于命门；命门为相火之源，命门元气（阳气）通布三焦之道布达于全身。所以三焦气化失常，可以依据不同部位而发生不同的病变。

四、三焦形质的探讨

《内经》首次提出"三焦"名称，并将其作为脏腑进行了论述。对于三焦的部位、作用、病变等皆论之较详。《难经》倡言三焦"有名无形"，及至宋代，陈无择著《三因极一病证方论》，法徐遁之论，力主三焦"有形无质"。其后，历代医家对三焦形质问题，各持己见，各立一帜，众说纷纭，而无定论。

（一）有形派

1. 脂膜三焦说

北宋年间，徐遁验尸，见右肾下有一手掌大的脂膜，正与膀胱相对，有二白脉自脂膜出沿脊背上贯至脑，以为右肾下脂膜即三焦。见欧阳修的《石徂徕先生墓志》及苏辙的《乐城集龙川略志》。陈无择本于徐遁，和而唱之。从而，倡发"有形有质"之端，实属难能可贵。

2. 腔子三焦说

腔子三焦说，以虞天成、张景岳为代表，主张腔子之内、五脏六腑之外，形色最赤、脂膜包罗、状若大囊者为三焦。这显然是在脂膜三焦说基础上发挥而来，但较之又更加完备了一些，因此，后人附和议论者较多。

3. 胃部三焦说

胃部三焦说，以罗东逸、沈金鳌为代表，而其端则发于高士宗。以胃部上下匡廓为三焦。三焦之地，皆阳明胃之地，三焦所主，即阳明所施，实属一种创见，其将三焦如雾，如沤，如渎，整个气化作用概举无遗，比一般仅仅以三焦为水道之说要高明一些。

4. 三段三焦说

持三段三焦说者，始于《内经》，《灵枢·营卫生会》对三焦的认识就有将胸腹腔分为三段之意。后世无论"有形派"还是"无形派"对三段三焦说，皆无非议。《难经》就把三焦分段的概念，更加具体化，杨玄操、姚止庵等无形派医家也都承认三焦分段作为气化作用的三个部分而已。然而，"有形派"所论述的三段三焦说则赋予了功能三焦和脏腑三焦的新意。

功能三焦：上焦主受纳呼吸、水谷，宣发敷布，通过心肺的作用，将吸入之清气、水谷之精气布散于全身，以温养肌肤、筋骨，通调腠理；中焦主腐熟水谷，通过脾胃的作用，消化饮食，吸收精微，化津液，化生营血；下焦主泌别清浊，传导排泄。

脏腑三焦：现在通行的上焦心肺，中焦脾胃，下焦肝肾（包括大小肠、膀胱）的脏腑三焦说，最早为虞庶之创见，他是以脏腑配属八卦而分为上、中、下三部的，并且将总的功能进行了联系。此理论为温热诸家发挥，用来分辨疾病的传变，成为独立的三焦辨证系统，充实了中医理论体系，由于其内容自成体系，故在此不再细述。

此外，亦有罗定昌之《中西医粹》认为"上焦膻中，中焦胃，下焦脾"，为一家之言。仅供参考。

总之，功能三焦与脏腑三焦是不能截然分开的，所谓功能三焦的"功能"，正是以脏腑三焦的"脏腑"为基础的，这种说法在中医理论中有一定的实用价值，较为可取。

5. 手足三焦说

手足三焦说，来自杨上善的《太素》，其引用的原文中有"手少阳经、足三焦"的字样。杨上善注文中，主要是阐述了三焦的腧穴有上下手足之分，并未明确提出手足三焦。明确立说者为王好古，王氏从三焦的功能作用及与气血的关系等方面讨论了手足三焦，但却与杨氏原意相悖，还是张景岳论较为妥当。

6. 油膜三焦说

油膜三焦说，为唐宗海之创见，唐宗海以体腔内连网油膜为三焦，首先受了"脂膜三焦""腔子三焦"的启发，其次是由于欧风东渐的影响，他力求从西医方面"汇通"中医。因而立说，然而却忽视了中西医之间根本不同的方法论，所以，尽管油膜与三焦有些近似，但却大半不同，如三焦主乎诸气，总司气化活动等重要作用无从着落，很难自圆其说。

（二）无形派

倡言三焦"有名无形"者，始于《难经》。《难经》之后至唐以前，大多数医家皆宗《难经》之说，由于宋·陈无择等提出三焦有形有质之论后，明清时医家主张三焦"有名无形"则大为减少。

"有名无形"之论基本观点的认识又可分为两派：一派以孙思邈为代表，不承认三焦有具体形态，而是认为三焦的作用是以"气化"形式表现出来的。高阳生、华佗、王焘、张洁古、李梴等皆为此论。另一派以杨玄操为代表，不承认三焦为六腑之一，而是认为三焦外有循行经脉，其手少阳经可称为"外府"。滑伯仁、孙一奎、马玄台等皆主此论。但两派对于三焦作用的认识则大同小异，殊途同归。

五、现代对三焦的认识

关于"三焦"的认识，两千余年众说纷纭，未有定论。近60年来，很多学者运用现代医学理论对三焦的实质进行了大胆地探索，其中有些颇有见地。本篇综合了收集到的1949年至1984年三十余年有关三焦实质问题的文献资料，概述如下，供研究者参考。

（一）三焦——淋巴系统

三焦与淋巴系统功能相关的说法，章太炎先生曾有专论，祝味菊附和之，陆渊雷赞同之，今人又有所发挥。有学者指出，《内经》所说三焦，大体上与现代学说中淋巴系统的功能颇为近似。从形态上看，三焦是"中清之腑""玉海水道"，古人认识的三焦形状结构是贯穿胸膜，经过脏腑，沟通全身上下，如渠道纵横，流注着洁净的水液，并有乳白如玉的液体汇集在一定的区域，它与现代医学所指淋巴系统于胸腹腔中有较大的淋巴管分布大体类似，"玉海"可能是乳糜池，"水道"可能是胸导管，毛细淋巴管和组织间隙都是"水道"的范畴。从生理上看，"主持诸气"需要三焦协助推动，三焦既是管理水液代谢的器官，又是人体输布营养的补给线，并且自始至终参与着人体能量的产生、代谢和排泄的全过程。三焦与营卫气血关系密切，营气进入脉中，卫气行于脉外，这种朴素的认识正与现代医学淋巴系统与循环系统的关系相符合。钟益生则认为，三焦是以胸腹腔的淋巴管及淋巴结为主体，兼及全身大小淋巴管、淋巴结，同时包括左右无名静脉、上腔静脉、肠系膜上下静脉、脾静脉、门静脉等血管在内，乃至包括组织间隙在内，用以达成沟通全身津液的任务。他将上中下三焦的分布与淋巴管、淋巴结的分布进行了对照，从而得出了上述结论。国外学者如日人三谷公器、泽田建、中谷义雄等也有相同的见解。

（二）三焦——微循环

吴慧明《三焦与微循环的探讨》一文提出，三焦与微循环有相似之处。从解剖方面，三焦"包罗诸脏""六腑之所合者"，令人寻味。现代医学认为，全身各器官密布毛细血管构成微循环，如肺、脑微循环等，它不是肺、脑的本身器官，但与肺、脑等器官功能密切相关。由此看来，三焦与微循环有相似之处。从生理方面，"上焦如雾"与现代医学的心肺功能司全身的血液循环，氧气与二氧化碳的交换、血液与组织细胞之间营养物质及代谢废物交换有关。而"中焦如沤"，相似于消化系统，"下焦如渎"与现代医学的肾、膀胱、大肠排泄尿液和粪便的功能相似，这种由消化道吸收营养物质与水液，再由肾脏过滤成尿的全过程是通过各个器官的微循环完成的。"三焦司全身的气化"与微循环功能非常相似。从病理方面，上焦喘满，中焦中满，下焦胀满等三焦不同部位的病变引起的不同症候，相似于局部毛细血管通透性改变形成的某一部位的渗出性病变，最终影响全身微循环内正常的血流量，形成了休克的病理基础，甚至造成弥散性血管内凝血（DIC）。从治疗方面，水肿病如肾炎、肾病认为是病态反映，自身免疫引起肾微循环障碍，因此采用 654-2（山莨菪碱）取得较好疗效，他认为淋巴系统来源于血液，最后仍归源于血循环，与三焦如此广泛的生理机理实在无法比拟，则不如将微循环比作三焦，二者有更多的相似之处。

（三）三焦——神经系统

曾义宇从三焦与命门的密切关系中得出，命门的实质是肾上腺，而三焦的实质是交感神经。交感神经系统，分布于所有的组织器官，它影响着消化器官、平滑肌、心脏、血管、肠、膀胱、内分泌腺、性器官、感觉器官、汗腺等，与《本草纲目》所说的三焦总领五脏、六腑、营卫、经络、内外、上下之气符合，他还从"交感神经系统同肾上腺髓质在胚胎期来自同一个叶"及光感神经系统与肾上腺的化学递质方面，讨论了三焦与命门的关系，认为三焦只有命门一部分的作用，而没有全部的作用，中医的命门元气（即"肾上腺素"）对心、肺、脑和体力劳动的横纹肌都有特殊的营养支持作用，中医的三焦（交感神经）所放出的三焦火气（去甲肾上腺素）与肾上腺素微有不同。赵意空则进一步提出，命门为并列于脊柱二侧之交感神经节，三焦为与交感神经互相联络之脊神经。

（四）三焦——胰腺

赵棣华认为，胰腺的解剖位置、功能与三焦相同。胸与少腹之间为中脘，即是三焦之焦点处；肝脾居两旁，三焦居其中，也是三焦之焦点处；胃在上，肠在下，亦为三焦之焦点处。从生理上看，三焦主运化水谷之精微、通调全身水道、调整全身之气化，只有胰腺才有这三大功能。胰腺运化水谷精微，是腐化水谷的消化，分泌内分泌激素——胰岛素调节血糖，对蛋白质、脂肪代谢也有影响，糖氧化代谢的最终产物是二氧化碳（CO_2）和水，CO_2 是激发呼吸工具之一，由肺排出，水由小便排出，这就是"水道出焉，气之所终始""上焦如雾、下焦如渎"的现象。实际上是胰腺——胰岛素所具有的生理功能体。三焦的病理变化，恰是胰腺疾病所引起的全身性或局限性的病理变化，如胰腺炎、糖尿病等。

关于三焦与胰腺的关系，喻昌等古代医家也有论述。明清之际由于欧风东渐的影响，认为中医典籍上无胰腺之名，而三焦为孤府，无实在脏腑可指，二者可或系一物，为探讨三焦实质之一助。

（五）三焦——膜学说

1. 通透膜

钟育衡提出，三焦是通透膜，其气化、通透、推陈出新、腐熟、温煦、决渎等作用，关键在于通透，如不通透，一切作用即全告歇止。机体各组织器官所摄取的营养物质，并不是直接注入，而是经过通透才能取得营养物质，排泄有害物质，通透膜是水谷精微推陈致新的道路，气化必然的过程。如三焦通透膜作用失调，则可产生悬饮、水肿病等，治宜和解通利三焦。

2. 细胞膜

有文献认为，三焦的气化，比较近似于人体细胞膜的作用。

3. 胸腹膜及胸腹腔内的膜

李聪甫主张，三焦概括了胸腹膜和胸腹腔内的膜、血管、淋巴管等。由胸腹腔组织以通达和联络皮里膜外的活动。

4. 网膜

况乾五专从唐容川立论，认为网膜即三焦。

5. 皮下脂膜

张金衡认为，三焦是皮下脂膜，即皮下脂肪能流通汗腺，排出水液。大凡三焦为病，则呈现毛孔闭塞，或水液损失，或水肿等，使用利尿剂后，汗液减少；发汗时尿量亦少，腹泻时尿、汗都少，即三焦主水的作用，控制水与气化等。

6. 间皮组织

吴涵冰指出，古人所说的三焦，可以理解为间皮组织。间皮组织分布于体腔内壁的胸、腹、心包、胃肠系膜，以及包裹脏器外面的浆膜的单层扁平上皮。间皮表面光滑，便于内脏运动不发生阻碍现象。

（六）三焦——胸腹腔脏器

马鑫明认为，三焦的实质，指肺、肝、脾、肾、胃、膀胱等胸腹腔内脏器的总称，又因其在膈上、腹、少腹等部位不同而分为上中下三焦，但这三焦又是互相联系不可分割的一个整体。

（七）三焦——体内空腔及组织间隙

马云翔提出，三焦是比较抽象的器官，凡躯体之内，脏腑之外，所有胸腹腔等空虚间隙部分，都属于它的范畴。庞近宜认为，人体之三焦，在内则是脏腑与脏腑之间（包括胸腹腔），在外则同肌肉组织与肌肉组织之间，凡其空隙之处，无巨细，皆是一气相通，即为三焦之形，即凡元气津液所能到达的地方，皆有三焦的分布。余瀛鳌则阐述了三焦主要是胸腔、腹腔内能够产生气化功能（包括气化运动的通路）的脏腑腔，而其气化运行的径路，还包括卫气营血和津液、元气的流通之所的观点。

（八）三焦——功能说

持此说者本于三焦有实质的原则，提出三焦是消化、泌尿、循环系统部分功能；或是呼吸、消化、排泄生理分布区；或是呼吸、消化、泌尿全部管道；或是输管尿；或是循环、呼吸、消化、排泄系统；或是消化系统涉及循环、排泄系统；或是上焦循环系统，中焦淋巴系统，下焦排泄系统；或是胸腹腔及神经系统、循环系统、淋巴系统。有人认为三焦功能似乎具有现代医学所说的生物氧化过程、水代谢过程及消化过程；有人主张三焦为体液平衡调节系统；有人提出三焦是整个代谢过程中的三个阶段。总之，各持己见，说法不一。

综上所述，现代医学对三焦实质的探讨尚有待进一步深入研究。中医脏腑学说是基于古代的解剖知识、对生理和病理现象的观察、长期而丰富的临床实践的总结，因此，无论何脏何腑，都不可能简单地与现代医学的有关脏腑对号入座等同看待。但是，通过中西医的结合，逐步地互相补充，把他们统一起来，作为基础理论方面研究的重要课题，有待深入研究。

君火、相火与临床应用

君火、相火的名称，最早见于《内经》，如《素问·天元纪大论》曰："君火以明，相火以位。"君、相二火的分工作用，君火以明，言其在上；相火以位，言其在下；是属于运气学说的范畴。

历代医家在《内经》的基础上，又有进一步发挥，但对相火之论，众说纷纭。如金·李东垣说："相火为元气之贼，相火与元气不两立。"元·朱丹溪认为，"相火"有常有变，相火易于妄动，创立"阳常有余，阴常不足"之说。明·张景岳却说："相火为元气之本。"从表面上看他们的观点似乎矛盾，然究其实质并不矛盾，因为东垣、丹溪言其变，而景岳言其常。现仅就经文及前贤论述结合个人看法，提出以下几点体会。

一、命门真火（相火）与元气的关系

肾为先天之本，主水而藏精，内寓真阴真阳。真阴藏于两肾，真阳藏于两肾之间的命门。从阴阳的属性上看：精属阴，是生命的原始物质，所以称先天之精，又称为真阴、元阴、真水；精化气，气属阳，具有温煦脏腑及激发和推动人体生理活动的作用，称为肾气，又称为真阳、元阳、真火。这种元阴、元阳之气，称为先天的"元气"，是人体生命活动之源。肾与命门的水火阴阳相互为用又体现了水火既济，阴阳互根的关系。

命门真火为什么又称相火？因为是与君火相对而言，又，"相"有帮助之意。人体各个脏腑经脉之所以发挥作用，除靠君火的统帅外，还依赖于相火。如《难经·八难》曰："诸十二经脉者，皆系于生气之原。所谓生气之原者，谓十二经之根本也，谓肾间动气也。此五脏六腑之本，十二经之根，呼吸之门，三焦之原。"张景岳在《景岳全书》中说："命门为元气之根，为水火之宅，五脏之阴气非此不能滋，五脏之阳气非此不能发"，又说："相火当在命门，元气唯阳为主，阳气唯火而已。"此即"相火为元气之本"。可见，命门相火的作用，关系到五脏六腑十二经脉的生理活动，是人体的生化之源泉。

君火与相火的关系：君明、相位怎样理解呢？"君火以明"，"明"是神明。心主神明，但有赖于阳气，而阳气的根源在于命门，故陈士铎说："心得命门，而神明有主，始可以应物。"心为君火，君火在上，如日之离照当空，为一身之主宰。"相火以位"言其在下，为阳气之根，为神明之基础。二者的关系，犹如天之与地，阴之与阳，上下君相，升降相因，才能化生万物。心阳之气赖命火之资助，其所以下降，又赖于肾阴之气的上升；而肾阴之气所以上升，则又有赖于心阳之气的下降，心肾相交，阴阳相济，时刻不可分离。由此可见，"相火以位"为神之本，"君火以明"为相火之神。有君火而无相火，谓之无根；有相火而无君火，谓之无神。总之，"位"为火之质，"明"为火之用。无质则光焰何生？无明则神用无由，一而二，二而一，相辅相成，才能生养万物。

在正常情况下，相火主动，温煦、激发脏腑，维持正常的生理活动，即《素问·阴阳应象大论》所说的"少火生气"。如果失其常而妄动，则相火就可变为阴火、邪火、贼火，而耗气伤阴，此即《素问·阴阳应象大论》所说的"壮火食气"。

由于五志之火及欲火易动，每动乎中，必摇其精，精伤则阴液亏耗，因而朱丹溪谓"阳常有余，阴常不足"，非指正常的阳有余，乃是指妄动之火而言，所以用药偏于滋阴。而李东垣所说的"相火为元气之贼"，乃是他重视后天脾胃之气的作用。因为元气纳于命门，必须依赖后天水谷精气的充养，才能发挥其正常的作用。如果脾胃气虚，滋养元气来源匮乏，相火相对亢盛失其常而妄动，于是阴火上冲，既可乘脾犯胃，又可影响心肺，因而出现气高而喘，身热汗出，少气懒言，肢倦乏力等症状，多责之为劳倦过度、脾胃两伤。病本在脾，其标在胃，故东垣偏于甘温除热而补土。从学术观点上看，丹溪注重于先天，东垣偏重于后天，二者用药虽异，其理则一。至于七情内伤，虽多责之于心，然而细究其理，亦与相火有关，因为各个脏腑之火，无不根源于命门，一有妄动，便为阴火、邪水、贼火。由此可见，相火安于其位为真火，反之便为致病的邪火。真火宜养，邪火宜除。因此，只有掌握君明、相位之理，以协调阴阳之偏衰，才能更好地指导临床实践。

此外，必须指出，相火的根源发自命门，而寄于肝、胆、三焦、心包等脏腑内，所以又把肝胆之火、三焦之火、心包络之火都称为相火。人体能源的基础有二，一是相火，二是水谷精微。这就是说，先天生后天，后天养先天，先天之火与后天水谷之精气相接，方可产生动力。所谓动力就是阳气，阳气之所以遍及脏腑腠理而发挥作用，主要是通过三焦而实现的，因为三焦资始于肾，资生于胃，所以先天之火，必须借助三焦的通路与后天的胃气相接，才能布达周身而为用。如气至上焦，则散布精微，熏肤、充身、泽毛；至中焦则腐熟水谷，蒸化精微，化生营血；至下焦则分清泌浊，通利二便。如《灵枢·营卫生会》曰："上焦如雾，中焦如沤，下焦如渎。"《难经·六十六难》曰："三焦者，元气之别使，主通行三气，经历于五脏六腑。"以上都充分说明了三焦总司人体的"气化"作用。

三焦根于命门，且为"元气之别使"，故三焦之火亦称为相火。心包为心之外卫，与三焦相表里，又为肾之配，所以心包之火亦称相火。肝胆属木，木能生火。火之与木是母子关系，而且肝肾同居下焦，生理上相互为用，病理上互为影响，所以肝胆之火也称为相火。张景岳说："总言大体相火当属命门，析言职守，则脏腑各有君相。"这是指广义的相火而言。

二、临 床 应 用

如上所述，君火与相火互为资助，相得益彰，如失其常，则导致阴阳失调而发生病变。除心、肾两脏外，又常涉及肝、脾两脏。

1. 心肾不交

临床表现：心悸心烦，失眠健忘，头晕耳鸣，腰膝酸软，梦遗梦交，五心烦热，潮热盗汗等。此为肾阴亏虚，肾阳不升，心火无制，心火偏亢，火扰神明，则心悸心烦、失眠健忘；阴虚于下，相火妄动，热扰精室胞宫，而梦遗梦交；精亏髓减，骨失所养，则腰膝酸软；头晕耳鸣、五心烦热、潮热盗汗，为阴虚无以制阳所致。法当滋阴降火，交通心肾，方用黄连阿胶汤、交泰丸之类。

2. 肾阳虚（命门火衰）

命门火衰的病变：①生殖功能减退；②水液代谢失调。由于病位在肾，腰为肾之府，阳虚则寒，故其症状表现为畏寒肢冷，腰酸冷痛。如兼有阳痿，滑精，精寒不育，女子宫寒不孕等症，则为肾阳虚生殖功能减退；若见身肿，腰以下较重，腹胀满，小便不利或尿闭，或兼见心悸，喘咳，则为阳虚水冷，水气凌心渍肺。两证均为阳虚火衰，阳气不能布达于周身，故见畏寒肢冷；肾病及腰，则腰酸冷痛。肾藏精而系胞，阳虚火衰，精关不固，胞宫失煦，故见阳痿、滑精及不育不孕等；阳虚不能化气行水，水液内停，溢于肌肤，故见水肿等一系列症状，兼见心悸、咳喘，为水气凌心渍肺所致。治法：①宜温补肾阳，方用八味丸加味或右归饮之类；②温阳利水，方用真武汤、济生肾气丸之类。

3. 肾阴虚（命门火旺）

临床表现多为头晕耳鸣，腰膝酸软，男子梦遗，女子经少经闭，五心烦热，潮热盗汗等症状。此为阳亢火动，热扰精室，则梦遗；精亏髓减，骨失所养，脑海空虚，故头晕耳鸣，腰膝酸软；精血亏虚，冲任不足，则经少经闭；五心烦热，潮热盗汗，为阴虚不能制阳，虚火内动之征。法当滋阴补肾，方用知柏地黄丸之类。

4. 脾肾阳虚

临床表现多为黎明前腹痛作泻，泻后即安，兼见畏寒肢冷等症状，此为肾阳虚不能温煦脾土，脾失健运所致，黎明之前，阴尽阳生，肝木当令，木能乘土，故泻在黎明。法当温补脾肾，方用四神丸之类。

5. 肝肾阴虚

临床表现多为头晕目眩，耳鸣，胁痛，腰膝酸软，男子遗精。女子经少经闭，手足心热，颧红盗汗等症状。此为肝肾阴亏，虚火循经上扰头面，故见头晕目眩，耳鸣；火郁于肝，经脉失养则胁痛；火扰精室则遗精，精亏髓减则腰膝酸软；冲任隶属于肝肾，肝肾阴亏，冲任不足，故经闭；颧红、手足心热、盗汗等均为阴虚风热之征。法当滋补肝肾，方用杞菊地黄丸加白芍、当归等。

表里双解法在风温治疗中的应用体会

风温是感受风热之邪而引起的新感温病，包括现代医学所说的"流行性感冒""上呼吸道感染""肺炎"等多种热病。叶天士云："温热上受，首先犯肺。"风温初起，邪在肺卫，表现为发热、恶风、咳嗽、口渴、脉浮数，其治法为辛凉宣泄，以驱邪外出，即"在卫汗之可也"之意。吴鞠通创立辛凉轻剂桑菊饮、辛凉平剂银翘散等，至今仍为临床所常用。但是，风温初期的治疗并不那么简单，尤其对发病急、病情重的某些风温病，有时难以控制病情发展。因此，如何在早期控制风温病，遏止其继续传变，以提高风温的治愈率，是值得研究的问题。

卢老多年临床观察认为，风温早期有的表现为肺卫症状，但有不少是属卫气表里同病。这是由于风热为阳邪，不仅起病急，且传变快，虽然邪中肺卫，但往往很快出现里热的症状，尤其是就诊患者往往已发病数日，表邪多有入里化热之势，因此，这时欲控制病情，须用表里双解之法，若单纯以透表法治之，药不达病所，疗效就会受到影响。因而在风温早期，注意分析是否有表邪入里化热之势，而及时地施用表里双解法，在风温早期的治疗中有着更实际的意义。兹举两例加以说明。

病例 1

张×，男，40 岁。

主诉：发热 2 个月，体温高达 40℃，恶寒，头痛，咳嗽，胸闷，恶心，纳差，小便黄，苔黄腻，脉浮数。病后自服解热止痛剂及中药一剂，高热未退。辨证为风温束表证，已有入里化热之势。

处方：芥穗 9g，薄荷 9g，防风 12g，半夏 9g，藿香 9g，连翘 12g，栀子 9g，黄芩 9g，滑石 15g，甘草 6g。

服上药一剂而热退身凉。此为解表清里之法，以芥穗、防风、连翘辛凉解表，栀子、黄芩、滑石清里泄热，半夏、藿香和胃化痰，虽高热 40℃，以表里两清，内外分消，热邪得以迅速驱除。

病例 2

王×，女，52 岁。

主诉：发热恶寒 7 日，体温 38～39℃，伴身痛，口干苦，纳差，大便干，舌苔黄燥，脉浮弦。发热恶寒为风寒束表，口苦、便干、苔黄是热入阳明，宜表里双解。

处方：芥穗 9g，薄荷 6g，连翘 12g，防风 9g，甘草 6g，石膏 18g，黄芩 9g，大黄 3g。

服上药两剂热退。本方以芥穗、薄荷、连翘、防风辛凉解表，黄芩、石膏清气分热，大黄攻下泄热，为解表攻里并施也。

上两例在初诊时即表现为表里同病，前者以解表与清里并用，后者为解表与清热攻下同施，由于切中病机，故仅一二剂便愈。若仅按辛凉宣透之法施治，可能取效慢，甚至不能控制病情。

表里双解法是为表里同病而设。风温病虽然初起为肺卫症状，但由于其发病急、传变速，不少患者在初诊时就可见表里同病的症状，此时只有表里同治，方能及时抓住病机，而有效地截断病程发展。临床体会：在温病初期，只要有入里化热之势，即便是里证初显而不重，也应酌情采用表里双解法。否则，若等里证完全具备再施清里之法，则疗效差而取效慢矣！

表里双解法用于温病初期，为历代医家所重视，如刘河间以双解散治热病初起，即是以荆、防配大黄、滑石，表里双解；清·杨栗山创升降散，以蝉衣配大黄，内外分解；张锡纯以清解汤用于"温病初得，头痛，周身骨节酸疼，肌肤壮热，背微恶寒，无汗，脉浮滑者"，以薄荷、蝉蜕配石膏而用，为我们在温病初期使用表里双解法提供了经验。

温病早期应用表里双解法，关键在于用药得当与否。只要分清表里之轻重主次，权衡表里药物的比例而后用之，即无太过不及之弊。还应注意，若里证不甚严重，则不宜过用寒凉之品。

痹证临床辑要

一、痹证的意义

痹者闭也，即闭阻不通之意。凡风、寒、湿、热之邪侵袭肌表，流注经络，导致血行障碍，而出现肌肉、关节、筋骨疼痛酸重，麻木肿胀，甚至屈伸不利，或关节红肿热痛，伴有身热等状者，统称为痹证。现代医学中的风湿性关节炎、类风湿关节炎及骨质增生等，都属于本证范畴。

痹证是临床常见病、多发病之一，与居住环境和气候变化有关。如居住潮湿及气候寒冷多变地区，水上作业最易诱发本病。

二、痹证的分类

临床所见，本证主要分为风寒湿痹和热痹两大类型。但痹证既有新久之不同，又有体质阴阳偏盛偏衰的差异。同时痹证经久不愈，会导致气血亏虚、瘀血入络，或循经内伤脏腑，变化多端，必须详审。

此外，必须指出，人体至虚之处，便是容邪之所。同时，痹邪伤人又有在上在下，在左在右的区别。为了便于指导临床实践，摘其要者，略述如下：

（一）风寒湿痹

风寒湿痹病因病机：本证多为情志内伤，饮食不节，导致机体虚弱，卫外不固，风寒湿邪乘虚侵袭肌表，流注经络，经络阻滞，气血不通。不通则痛，故其症状共性是：肌肉或关节疼痛，甚至屈伸不利。治疗大法为通络、活血、祛邪。

基本方药为：当归、红花、穿山龙、苍术、二活。

方义：当归、红花、穿山龙活血通络。苍术、二活祛寒、胜湿、散风。

痹证虽然由风寒湿三气所致，但由于人的体质不同，而三气之中又各有其偏盛。其中，风气盛者为行痹，寒气盛者为痛痹，湿气盛者为着痹。基于风动、寒凝、湿腻的特点，因而症状个性，则不尽相同。

参考：《素问·痹论》说："阴气者，静则神藏，躁则消亡，饮食自倍，肠胃乃伤。"

1. 行痹

主症：肢体肌肉关节疼痛，游走不定，或在关节，多在腕、肘、肩、髋、膝、踝；或在肌肉，或伴有表证，苔薄白或微腻，脉浮缓。

辨证：风性易动，善行走窜，故风气偏胜，则疼痛游走不定。伴有寒热表证，乃正邪交争之故。苔、脉均为风寒湿初期之征。

治法：散风、通络，佐以祛寒利湿。

方药：基本方+防风、威灵仙、麻黄以加强疏散风邪之功。上肢重加片姜黄、桂枝。下肢重加木瓜、怀牛膝。

成药：追风透骨丹。通用方：防风汤。

2. 痛痹

主症：肌肉、关节、筋骨疼痛，痛有定处，疼痛较剧，遇热则痛减，逢寒加重，关节屈伸不利，局部肤色不变，苔白，脉弦紧。

辨证：寒为阴邪，其性凝滞收引，故寒气偏盛，则气血凝滞尤甚，因而痛者有定处而较剧，关节屈伸不利，热则温通，故遇热则痛减，寒则血涩，故逢寒加重，苔、脉皆为寒盛之象。

治法：祛寒、通络，佐以祛风除湿。

方药：基本方+川乌、细辛、桂枝等辛热之品，重在驱除寒邪。但辛热之品最易伤阴耗气，故体虚者，宜佐党参、黄芪益气生阴以扶正。

成药：小活络丹。通用方：乌头汤。

参考：《金匮要略》："病历节不可屈伸，疼痛，乌头汤主之。"

3. 着痹

主症：肌肉、关节、筋骨疼痛，酸重肿痛，而有定处，肌肤麻木不仁，或伴有浮肿，甚则肢体难举，苔白腻，脉濡缓。

辨证：湿性黏腻，不易游走，经络阻滞，气闭血阻，故湿气偏盛则酸重疼痛而有定处、肌肤麻木不仁、肢重难举。浮肿，苔腻，脉濡缓，皆属湿盛之征。

治法：祛湿、通络，佐以疏风散寒。

方药：基本方+防己、薏苡仁、木瓜、牛膝，重在健脾利湿，兼能舒筋利关节。

成药：豨桐丸。通用方：薏苡仁汤。

按：三痹之证，虽然多在于全身，但有上肢或下肢偏重不同，所以用药时，分清部位很有必要。一般而言，片姜黄、秦艽、桑枝、羌活、防风、桂枝、威灵仙多用于上肢，川断、木瓜、牛膝、独活、防己、蚕沙、乌头多用于下肢，全身通用的如海风藤、络石藤、丝瓜络、乳没等。

以病变病位看，身半以上多偏于风寒，身半以下多偏于潮湿。这是因为风寒为天之阳邪，多中于上；潮湿为地之阴邪，多中于下。《灵枢·百病始生》所谓"清湿袭虚，则病起于下，风雨袭虚，则病起于上"，就是这个意思。

（二）热痹

热痹病因病机：①风湿热邪侵袭肌表流注经络，感而即发；②素体阳盛，经络蓄热，感受风寒湿邪，从阳化热而致；③风寒湿痹，郁久化热所引起。

此证以青壮年为多见，特点：①发病较急，以关节窜痛或酸痛，且伴有发热为重点；②发病较缓，以局部较大关节红肿热痛为重点，膝踝关节居多。

由于经络内连于脏腑，外络于肢节，所以无论风寒湿痹或热痹日久不愈，都可循经传入脏腑。其中唯心肌炎或风湿性心脏病，以热痹内传机会较多，故应积极防治，以免上述病证的发生。

1. 热痹（热多于湿）

主症：初感周身不适，倦怠乏力，关节酸痛，或微肿或窜痛，肢体行动不便，多伴有低热或高热汗出，恶风，口渴，舌质红，苔黄燥微腻，脉滑数。

辨证：湿热兼风，侵袭肌表，流注经络，走窜关节，湿盛气壅，络阻则肿；热盛伤阴，血瘀则痛；热多于湿，故关节酸痛或微肿，肢体活动不便；热盛迫津外泄，故见恶风、发热、汗出、周身乏力；窜痛为兼风之象，口渴、舌质红、苔黄燥微腻、脉滑数，为热盛伤阴兼湿之征。

治法：清热祛湿，活血通络，佐以散风。

经验方：生石膏、知母、连翘、黄柏清热养阴祛湿；忍冬藤、丹皮、赤芍、桑枝、防己解毒活血通络；佐用威灵仙、防风以散风邪，面面俱到，庶几可愈。

加减法：上肢重加秦艽；下肢重加木瓜。

2. 湿热俱盛（热痹）

主症：局部较大关节红肿热痛，肘、膝、踝关节居多，屈伸不利，或伴有身热，口渴，苔黄腻，脉滑数或濡数。

辨证：痹久化热，流注关节，阻滞经络，湿盛则肿，热盛则痛，湿热俱盛，阴伤络阻，气血运行不畅，故见关节红肿热痛，屈伸不利，余证皆为湿热之象。

治法：清热利湿，活血通络。

方药：四妙散加味。

方义：方用四妙，苍术、元柏、薏苡仁、牛膝清热燥湿，而利关节；加忍冬藤、桃仁、蚕沙、秦艽解毒利湿消肿止痛；桃仁、红花、木瓜、防己活血通络。

加减法：便秘加大黄；热重加石膏。

3. 风心病（心痹）

主症：上症皆在，继见心悸失眠，气短乏力，动则尤甚，或心区紧闷、疼痛，或咳血，人迎颈脉动，下肢浮肿，脉沉缓或结代。

辨证：此为痹久不愈，循经内传，累及心肺，气郁血阻，络脉不通所致。

治法：养心安神，通脉利湿。

方药：枣仁 25g，远志 15g，夜交藤 25g，生龙牡 20g，茯苓 15g，桂枝 15～25g，防己 25g，荷叶 10g。

方义：枣仁、远志、夜交藤、生龙牡养心安神；桂枝、防己、茯苓温经助阳，通脉利湿，佐用荷叶以清热。

加减法：心区紧闷，疼痛加瓜蒌、丹参、延胡索；咳血、下肢浮肿加陈皮、薏苡仁、木瓜；有热去桂枝加桑枝。

（三）久痹

1. 痹久血虚

主症：肌肤不痛不仁，甚至消瘦，肢倦乏力，或微有疼痛，脉沉涩或沉弱。

辨证：痹证日久，气血不足，营卫行涩，经络时疏，故不痛；营气虚皮肤不荣，故为不仁；消瘦、肢倦乏力，为气血不足，皮肤微痛之征。

治法：补气血、调营卫、温经助阳。

方药：桂枝黄芪五物汤加当归。

方义：归、芪益气养血，桂枝、白芍、姜枣调和营卫温经助阳；减炙甘草之缓，意在求其速效。若微有疼痛者，则使用秦艽，祛湿热而不伤血。此证误用活血通络之品，则气血更虚，会使病情转重。

2. 痹久肝肾两虚（产后血虚中风）

主症：周身乏力，腰膝疼痛，肌肉或关节疼痛，或窜痛，脉细或沉缓无力。

辨证：本证为痹久不愈，气血两亏，累及肝肾，邪气留着不去所致，伴有窜痛者为风邪仍盛。

治法：益气血，补肝肾，祛寒湿散风。

方药：独活寄生汤。

方义：归、芎、地、芍、参、芪、苓、草补气养血；杜仲、牛膝、寄生、川断益肝肾、强筋骨；防风、独活、桂枝、细辛、姜枣除寒湿散风，调和营卫。此为攻补兼施之剂。

加减法：有热者，酌加秦艽、黄柏；腰痛重者，加枸杞、肉苁蓉、狗脊。

3. 络脉瘀血

主症：关节刺痛或胀痛，昼轻夜重，舌质紫暗，脉涩有力。

辨证：痹久入络，血瘀气阻故见关节刺痛或胀痛。入夜阴气入内，瘀血阻滞尤甚，因而昼轻夜重。

治法：活血通络，散风祛湿。

方药：身痛逐瘀汤。

方义：归、芎、桃、红、没药、牛膝、地龙活血逐瘀通络；羌活、秦艽散风祛湿；灵脂、香附理气止痛；甘草和中以助诸药。

（四）其他

1. 肩臂痛（五十肩）

主症：肩臂疼痛酸重，肘不能后屈，后屈则痛剧，不能高举，甚或手背或手指麻痛，苔薄白，脉沉缓。

辨证：风寒兼湿客于肩臂，经络阻滞，气血不通，不通则痛，故见本证。手背及手指麻木，乃邪气循经放散所致。

治法：活血通络，搜风散寒祛湿。

方药：当归 15g，红花 15g，山甲 10g，全虫 25g，桂枝 15～20g，二活各 10g，重用葛根 25g，意在升腾阳气，引药直达病所。

加减法：手背及手指麻痛加海桐皮、片姜黄；兼见胸闷痛加瓜蒌、赤木；病重，加没药；气虚加黄芪；有热去桂枝，加桑枝。

2. 腰腿痛

主症：腰酸膝痛，或窜痛，转侧不利，喜热畏寒，阴雨天或着凉则加重，脉沉迟。

辨证：机体偏虚之处，即是容邪之所。寒湿兼风，侵袭腰部，留着不去，循经下行，气血运行受阻，而致上证。

治法：健脾利湿，温中祛寒，佐以散风。

方药：肾着汤加味（甘姜苓术汤）。

方义：茯苓、白术健脾利湿，甘草、干姜温中祛寒，加木瓜、牛膝、破故纸、二活补肝肾，强筋骨，通络散风胜湿，并能引药下行。病虽在腰，但邪气初袭，首先客于肌肉。因为脾主肌肉，故用暖土腾湿之法，而使寒去湿化。若邪气留着不去，势必影响肝肾，因而又用补肝肾强筋骨、散风胜湿之品。如此寒去湿除风散，筋骨强壮。

3. 周痹

主症：身之一侧，上下窜痛，不能左右相移。

辨证：正气不足，痹邪深入血脉，气虚血瘀，邪气随脉上下，流行一侧，不能左右相移，因见上证。

治法：补气活血通络，散风寒除湿。

方药：补阳还五汤加味。

方义：方中重用黄芪大补元气，而使气旺血行；唯气虚导致血瘀，单纯补气则瘀不去，故配合归芎、桃红、赤芍活血化瘀，用地龙通经活络。邪客脉中而作痛，远非补气活血所能除，故酌加二活、桂枝、威灵仙、秦艽，散风寒以除湿。如此则气旺瘀去，络通邪除，其病自除。

参考：《灵枢·周痹》说："周痹者，在于血脉之中，随脉以上，随脉以下，不能左右，各当其所。"《医林改错》曰："元气既虚，必不能达于血管，血管无气，必停留而瘀。"

4. 病例 1

王×，腰椎骨质增生，1978 年 3 月就诊。

患者年近五旬，于 3 年前因下雨劳动，冒雨涉水，初感腰腿酸重，未以为意。返家腰痛绵绵，转侧不利，继见两腿酸麻无力，经检查诊断为腰椎骨质增生，经治疗，病势稍减。当月，因参加劳动，汗出当风，腰痛转重，下肢酸麻较剧。面黄苔白，脉象沉缓。

四诊合参，证属久病体虚，寒湿兼风，侵袭肌肤，留着经络，气郁血阻，筋骨失充所致。

治法：益气助阳，活血通络，强筋骨，祛寒湿，佐以散风。

方药：肾着汤加味，加当归、桃红、寄生、申姜、木瓜、干姜、甘草、独活。

方解：芪、桂、苓、术益气助阳，当归、桃、红活血通络，寄生、申姜、木瓜补肝肾强筋骨，干姜、甘草、独活祛寒湿兼能散风。连服 10 剂。

处方：干姜 7.5g，甘草 10g，白术 10g，茯苓 15g，寄生 20g，申姜 15g，木瓜 15g，当归 20g，黄芪 40g，桂枝 10g，桃仁 15g，红花 15g，独活 10g。水煮，连服 10 剂，病减气复，下肢痛亦见好转。

5. 病例 2

姜×，29 岁。周身关节游走性疼痛，尤以腰以下关节为重，1976 年 11 月就诊。

患者 2 年前因去营口抗震救灾，在一次打井劳动中，由于劳累过度，出汗过多，外感风寒。当天晚饭后卧床不起，筋脉拘急，肢体屈伸不利，动则尤甚，曾服用中西类药，时止时作。今因参加学院基建劳动，出汗过多，感受风寒，使病情加重，周身关节疼痛，屈伸不利，尤以腰骶关节为重，经确诊为类风湿关节炎。

处方：干姜 7.5g，白术 15g，茯苓 20g，甘草 10g，破故纸 10g，狗脊 20g，桃仁 15g，红花 15g，牛膝 15g，桂枝 15g，黄芪 35g，独活 10g，寄生 25g，神曲 15g。水煎服 3 剂。

二诊：服药效果不明显。照上方去神曲，加川乌 7.5g，6 剂。

三诊：周身关节疼痛减轻，腰骶关节疼痛略减，照上方去狗脊、川乌，加当归 15g。

四诊：服上药 20 剂后，腰骶关节疼痛减轻，但动则汗出，周身无力，上方加党参 25g，黄芪改为 30g，10 剂。

服上方 10 剂，痊愈。

按：寒湿内伏，卫阳不固，劳倦汗出，又为风寒所袭，内外合邪，旧病复起。寒湿久留筋骨，势必累及肝肾，外邪循经内传，寒凝血阻，经络不通，因而病情加重。故见周身关节疼痛，屈伸不利，尤以腰骶关节为重。经云："痹……其留连筋骨间者疼久。"为此，必须缓图，方可治愈。

治法：补肝肾，强筋骨，活血通络，祛寒湿散风。

方药：姜苓术草汤加味。

方解：寒湿之邪首先侵及肌肉，故用姜、苓、术、甘等健脾利湿温中祛寒，破故纸、狗脊、寄生、牛膝补肝肾强筋骨；桂枝、黄芪、独活、桃仁、红花益气温经，活血通络，祛风寒而胜湿。使用神曲健脾暖胃以消食。病久，缓用方可治愈。

服药后效果不显，乃因寒湿久留，不易骤去，照上方去神曲，加川乌以加强祛寒之功，故疼痛略减。然辛热之药，最易耗伤阴血，故去狗脊、川乌，加当归以和血，因而腰骶关节痛继续减轻。但动则汗出，周身无力，证明中气已虚，表阳不固，故又酌加党参、黄芪，补气固表以达益气生血之效。

三、三法治痹证

痹证为临床上常见的疾病。寒痹不外散寒祛风、温经除湿、活血通络诸法，热痹又应宣痹清热。但病程有久暂，邪正有虚实，部位有上下，病性有寒热，故理法方药又当灵活多变。现略述几点临床体会，以供参考。

（一）调气血

痹者，即气血痹涩不通之意。《内经》也指出，痹证是由风寒湿气之侵袭，与营卫相合而致，多正虚邪气稽留，故调理气血实为治病求本之法。然此法常为医者所忽视。临床常见一些医生治痹只重于祛邪，常处以大队风药及活血化瘀之品，以为是遵"通则不痛"之经旨，其实不然，正气不复，邪气何以能却？故古人有"治风先治血"之经验。再观历代治痹之名方如独活寄生汤、蠲痹汤、三痹汤、羌活续断汤等，皆为风药与参、芪、归、芍并用，其意在扶正与驱邪并施。

卢老临证中总视病程之久暂，邪正之虚实，于祛风之剂中配伍参芪以益气，归芍以养血。且《本草纲目》载黄芪去"诸证之痛"；当归治"一切风"；白芍"除血痹、止痛"，皆能补气血又兼祛风湿、止痹痛，一药二功，故为卢老所习用。临床证明治疗痹证调气血与祛风湿并举，虚实兼顾，不仅痹痛可较快缓解，而且往往使患者精神振作，体质增强，此为西药所不及。尤其是类风湿关节炎，是一种全身之慢性进行性疾病。患者不仅形体虚弱，且精神上悲观失望。若徒用攻法，往往伤正碍胃，于病不利。反之，祛风通络之中，注重调理气血，则能从根本上改善机体状态，使其慢慢产生抵抗力，树立战胜疾病之信心，最后达控制病情之目的。

（二）辨寒热

痹证尽管表现症状复杂，但总不越寒热两端。《素问·痹论》所云，风寒湿三气杂至合而为痹，是指寒痹而言；所谓"阳气多，阴气少"是指热痹而言。临床以寒痹为多，其关节冷痛，苔白脉紧，非大辛大热之附子、乌头之属不能去除其寒气。然乌头辛热有毒，炮制不佳则易出事故，且易伤脾胃故用之宜慎。附子作用较乌头和缓平稳，而有效成分与乌头相同，故为卢老临床所喜用。其次，寒痹兼热象，而呈寒热错杂之候者，亦属多见，治疗又当寒热杂投，仲景有桂枝芍药知母汤为医家所习用，但不必拘于这一方。1978年卢老治一风湿性关节炎合并关节感染之患者，其左膝关节肿痛积液，痛不可忍，呈被迫半屈位而不能着地。卢老辨证为寒热错杂之痹证，投附子、桂枝以温通，知母、生地、忍冬藤以清热，伍以生芪、当归调气和血，寒热并用，补通兼施，二十余剂即症状完全缓解，调治数月即上班工作。可见寒热错杂之证，只要不离其治疗大法，遣方用药相当灵活。至于热痹一证，多为风湿活动期，或急性风湿热初起，其表现为发热，关节红肿热痛，苔黄脉数，血沉快，抗链球菌溶血素"O"增高，治疗又当清热疏风胜湿，卢老习用《温病条辨》之加减木防己汤和宣痹汤。吴鞠通称，加减木防己汤为"治痹之祖方"，用于热痹确有实效。去年卢老曾治一女患者，西医诊断为"类风湿关节炎急性进展期"，关节畸形，生活已不能自理，用激素治疗难以控制，卢老即以加减木防己汤化裁应用，调治半年后不仅生活可以自理，且能坚持上班。要知，分清痹证之寒热，这是用药的关键，临证中必须仔细辨别。

（三）分上下

痹证之部位有上下之偏，药物的作用部位也各有不同，故临证中需注意药物的选择应用，何种方药偏治于何种部位，医者应熟练掌握，方能提高疗效。《金匮要略》麻杏薏甘汤治"一身尽疼"，实际上是祛风湿的一个方剂，但麻杏毕竟是肺经药，故作用偏表偏上，卢老曾用本方治愈下颌关节炎多例。卢老在江西医疗队期间，因受潮湿而患下颌关节炎，痛不能张口，自拟麻杏薏甘汤加苓、术、附，几剂药便霍然而愈，至今未再复发。羌活胜湿汤为治疗风湿在表的方剂，风湿在表或偏上时，多常用之。《伤寒论》葛根汤治太阳伤寒项背痛，卢老以此方加减治疗肩背部的痹证，疗效可靠。卢老曾治一工人，其因肺结核球而行病灶切除术后，又遇寒而致肩背部酸疼，夜间痛甚，难以入睡，屡治不效。卢老用葛根汤加防风、羌活、独活等祛风湿药，十余剂而治愈。腰腿痛，亦为痹证常见症状，腰为肾府，故用药以杜仲、川断、牛膝、寄生等健肾祛湿之品为佳，以独活寄生汤加减最为适宜。湿热下注最易引起两膝关节之湿热痹，清热除湿宣痹是治疗大法，卢老多用宣痹汤加苦参、泽泻、赤小豆等清利之品，使湿热之邪由膀胱而去。当然痹证之部位，虽然有上下之偏，但不是绝对的，临床上还需灵活施治。

此外，痹证是由风寒湿三气杂至而引起，大凡风气胜者为行痹，寒气胜者为痛痹，湿气胜者为着痹，其实这只是强调风寒湿三气各有所偏胜而已。用药也就要依偏胜的不同而选择不同方药。如卢老曾治疗一位外伤性关节炎患者，两膝关节肿胀而有积液，西医用消炎、止痛、抽液等方法无效，每次抽液 30～50ml，3 天后积液又出现。卢老即于祛风湿之剂中重用防己、薏苡仁、苦参，显然此痹证是以湿为主。果然一周后积液基本消尽，痛亦明显减轻。

攻补两法治癌症

中医扶正与祛邪，是解决邪正矛盾的基本方法。在治疗肿瘤中，扶正与祛邪，以哪一方面为主，历来是有争议的。有的强调扶正为主，认为"正足邪自去"；有的强调祛邪，认为"邪祛正自复"。对此，必须辩证地看问题，根据邪正消长的情况施治，若正气充足，邪还不能自去，仍应祛邪。若邪已去，正还不能自安，尚宜扶正。中医学非常强调整体观念，认为癌肿是全身性疾病的一个局部表现，癌肿与人体之间是对立统一的辩证关系。因此，在治疗癌灶的同时，还必须重视全身状况，缩小癌灶可以改善全身状况；而全身状况的好转，又能增强机体抗癌能力控制癌灶的发展。扶正与祛邪两个方面不可偏废。必须从实际分析患者阴阳气血的盛衰、经络脏腑的虚实、肿瘤的病理类型、病型病期、病程的长短和临床表现等一系列情况，使攻补两法在临床中起到"相辅相成"的作用，达到"治病留人"的目的。就以祛邪来说，采用手术、放疗、化疗、抗癌中草药等方法治疗癌肿，在一定条件下，确实都能起到重要作用，因此，这些疗法仍然是当前治疗癌肿的武器。但是，当癌肿发展到一定阶段，特别是癌肿到了中、晚期，单纯地应用这些祛邪方法，就有很大的局限性。药物和放疗虽然可以杀灭癌细胞，但也杀死了大量的正常细胞，其结果往往是癌肿缩小或消失了，但机体也因毒性反应而带来损害和痛苦，甚至抗病能力低落，从此一蹶不振，而不能取得满意的远期疗效。因此，如果只见局部，不见整体，一味滥用攻法，不顾正气，不但达不到祛邪的目的，反而因药物本身的副作用，或放疗、化疗、手术等造成的伤害，进一步损伤机体，其结果就会导致邪去正衰、两败俱伤的结局。

《素问·五常政大论》"大毒治病，十去其六；常毒治病，十去其七；小毒治病，十去其八；无毒治病，十去其九……无使过之，伤其正也"，确为至理。由此可见，对于癌症肿毒的治疗，必须从全面考虑，把中、西医的攻补两法进行有机的结合，达到最大限度地消灭癌肿，同时又有利于保护机体。

多年来在临床实践中，中医药与手术、放疗、化疗结合，扶正与祛邪的有机结合，确实较之单纯应用抗癌攻邪的方法，具有提高疗效、延长生存期的作用。例如，应用益气健脾、和胃降逆的方药，可以减少因化疗所致的胃肠道反应；用益气补血、温补脾肾的方药，可以预防化疗对造血功能的损害，从而维持血象的正常值；以益气养阴、清热解毒的方药，不但可以减轻放疗所造成的阴津耗伤，而且还可提高疗效，延长缓解期。癌肿手术切除后，以辨证分型扶正祛邪进行治疗，常使许多无望的患者，延长了生存时间。

癫、狂、痫治验

癫与狂都属于精神失常的疾病，以知觉、语言、思维与行动的反常为主要特征，多发于青壮年，属于"精神分裂症"范畴。一般来说，凡精神兴奋，狂躁妄动，打骂歌叫者为狂；表情淡漠，神志痴呆，喃喃自语，寡言或语无伦次，善悲多喜者为癫。在病多为情志过极，郁而化火，火盛生痰，火扰神明，痰阻心窍所引起。《素问·至真要大论》谓"诸躁狂越，皆属于火"，即指此而言。究其病变，部位多在心、肝、胆、胃诸脏。心主神明，为五脏六腑之大主，故癫狂与心的关系尤为密切。初起皆属实证，癫狂多为气郁痰结，狂病多属痰火为患。二者可相互转化，癫病痰郁化火，可能变为狂；狂病郁火宣泄，痰气滞留，亦能出现癫疾，因而癫狂之证往往并见，但有时可单独出现。

痫证，俗名"羊痫风"，是一种突然发作的大脑功能失调疾患。本病一是小儿患急、慢惊风之后，风痰内伏；二是思虑过度或大惊卒恐，导致脏气不平；再是头部受伤（脑震荡）愈后，邪伏清窍，一有触动，则伏邪乘势随肝风上逆，内扰神明，壅塞经络，蒙蔽清窍，以致突然发病。表现为阵发性神志突然丧失，昏倒不省人事，两目上视或斜视，四肢抽搐，口吐白沫，或咬舌吐血沫，甚至二便失禁，或口中发出异叫声。发作时间长短不同，轻则数分钟，重则数十分钟。有每日发，或数日发，乃至数月一发者。本证发作症状又与中风相似，但中风多伴有口眼㖞斜，半身不遂，而本病发作前后一如常人。

总之，癫、狂、痫均属难治之证。卢老在临床实践中，积累了不少相关经验，现介绍如下。

病例 1

王×，男，18岁，1993年2月18日就诊。患者平素体壮，近来因经济问题与同事口角后精神抑郁，胸闷不舒，于1月6日突然精神失常，气力逾人，到处奔跑，不识亲疏，怒而多言。经厂卫生院给予大量镇静剂，病势稍减。现症：头痛头胀，胸闷食少，心烦口渴，夜不能眠，躁动不安，时欲外出，便燥尿黄，苔黄厚，脉弦滑。此为肝胆气逆，郁而化火，火灼胃阴，结而成痰；火扰神明，痰阻心窍，阳明热炽所致。治宜解郁泻火，涤痰开窍。方用荡痰汤加味。赭石75g，大黄35g，芒硝20g，半夏15g，郁金15g，菖蒲15g，橘红15g，山栀15g，远志15g，夜交藤25g，麦冬15g，玄参15g，竹叶10g，连服6剂诸症迭减，但眠少梦多，小便不利。照方加朱砂2.5g，琥珀5g，研面匀2包，用汤药送服。又服2剂，基本治愈。

病例 2

张×，男，26岁，1993年5月4日就诊。3日前自觉头痛头胀，胸胁胀闷，不欲饮食，夜不能眠，继之烦躁妄动，神志痴呆，言语错乱，便燥尿黄，苔黄，脉弦数。此为情志过极，热郁肝胆，进而累及于胃，化火生痰，痰火循经上扰清空，内扰神明所致。治宜解郁泻火，涤痰开窍。方用荡痰汤加味。赭石75g，大黄35g，半夏15g，芒硝25g，郁金15g，菖蒲15g，橘红15g，柴胡15g，白芍25g，香附15g，远志15g，枣仁15g，茯苓25g，连服9剂，基本治愈。随访未犯。

按：上二证，均发肝郁郁热，痰火扰心之癫狂，皆属实证。故用《医学衷中参西录》荡痰汤方，平肝降逆，清热泻火，行气化痰，开窍醒神。唯前者偏于扰神伤阴，故加菖蒲、橘红、山栀、远志、夜交藤除烦安神；玄参、麦冬养阴止渴；竹叶清心利尿。后者偏于气郁痰结，故加柴胡、白芍、香附宁心安神。二者症状虽有不同，而病机变化仍有所关联，因而皆用荡痰汤为主，随证加味，故收到良好效果。

病例 3

赵×，男，15 岁，1994 年 7 月 12 日就诊。3 岁时曾患急惊风，虽经治愈，但未根除，嗣后每有高热即抽搐，直到 7 岁症状平稳。1993 年 1 月，痫证突发，有时 3 日一发，有时 5、7 日一发，症见突然昏倒，不省人事，口吐白沫，斜视，四肢抽搐。一般多在 5、6 分钟后即可恢复。曾有一次小便失禁，屡经中西多方治疗病情有好转，约在 10 日一发，苔薄白微腻，脉沉弦。此为风痰内伏，脏气不平，一有触动，则风动痰升内阻神明，蒙蔽清窍，壅塞经络所致。治宜祛痰开窍，熄风定痫。方用二陈汤合白金丸加味。半夏15g，橘红15g，茯苓25g，甘草10g，郁金15g，明矾5g，菖蒲15g，全蝎7.5g，蜈蚣2条，桃仁10g，红花15g，山栀15g，黄芩15g。连服6剂，病情大有好转，14 日左右一发，发作程度较前减轻，1、2 分钟即可恢复。自觉喉间有痰，照上方去桃仁、红花，加胆星、竺黄各10g。又继服6剂，病证迭减。嘱将汤剂改为面药，缓图以期根治，防止复发。

按：用二陈汤燥湿化痰，理气和中；白金丸加菖蒲化痰醒神开窍；全蝎、蜈蚣、天麻、桃仁、红花活血通络，熄风止痉；山栀、茯苓清热除烦。标本兼顾，故收显效。

"温胆汤"小议

温胆汤首载于《备急千金要方》，其组成为半夏、竹茹、枳实、橘皮、生姜、甘草（后世方中有茯苓）。《备急千金要方》记述其功能云："治大病后虚烦不得眠，此胆寒故也。"

自此以来，历代医家对"胆寒""温胆"的提法及其含义多有议论。如《医方集解》云："温胆汤治不眠，用二陈汤加竹茹、枳实，二味皆凉药，乃以凉肺经之热，非以温胆经之寒也。其以温胆名汤者，以胆欲不寒不燥，常温为候耳。"《成方切用》又在《医方集解》的基础上，进一步阐发温胆汤方证的病机："治胆虚痰热，虚烦惊悸，口苦呕涎，胆热则口苦，胆虚气郁，致脾生痰涎而烦呕，伤寒病后多有此证。"其指出本方的功能在于"和胃解郁，清金宁肺"，从而达到"如是则不寒不燥而胆常温"之目的。本书还援引《三因极一病证方论》所云："心虚胆怯，气郁生涎，涎与气搏，变生诸证，触事易惊，或夜梦不祥，或短气乏力，或自汗，并温胆汤主之。"由此，温胆汤一方无论从病机理论或临床应用等方面，皆渐臻明晰。

胆主少阳春升之气，故李东垣云："胆者，少阳春生之气，春气升则万化安，故胆气春升，则余脏从之。"所以说，胆对于调整人体之阴阳、气血、脏腑功能及其相互间关系方面，有着极其重要的作用。故《素问·六节藏象论》云："凡十一脏，取决于胆也。"

若大病、久病之后，或起居失宜，而致胆虚气郁，木气不升，火用不宣，木失条达，土气难舒，心虚胆怯，痰涎内生，痰气相搏，发生诸证。如胸闷太息，呕唾痰涎，惊悸不眠，梦寐不祥等。由此可见，温胆汤证，本质在于胆虚用怯，气郁生涎，少阳温和升发之气被抑，胆失清正决断、疏泄条达之职。故罗东逸云："胆为中正之官，清静之府，喜宁谧，恶烦扰喜柔和，不喜壅郁，盖东方木德，少阳温和之气也。若夫病后，或久病，或寒热甫退，胸膈之余邪未尽，必致伤少阳和气，以致虚烦惊悸者，中正之官以熇蒸而不宁也；热呕者清静之府以郁实而不谧也；痰气上逆者，土家湿热反而木不得升也。如是者，首当清热及解利三焦。方中以竹茹清胃脘之阳，而臣以甘草、生姜，调胃以安其正，佐以二陈，下以枳实，涤三焦之痰壅，以云茯苓平渗，致中焦之清气，以驱邪，且以养正，三焦平而少阳平，三焦正而少阳正，家有不清宁而和者乎。和即温也，温之者，实凉之也。若胆家畏寒而怯，属命门之火衰，当与乙癸同源而治矣。"罗氏之论温胆汤，可谓通其情而达其理矣！余谓本方，肃肺平木，降胃以止胆逆，化痰湿以降浊，和中气以升清，取峻补而气可复，非用猛攻则邪可退，乃以中平之剂，恢复中正温和之气，俾胆气春升，则五脏元真通畅，经络府阴阳会通矣！此乃方名"温胆"之旨也。

温胆汤为祛痰和胃之良方，功可调理阴阳、气血经络、脏腑，因其平稳有效，故临床广泛用来治疗以"痰气"为特征的咽痛、痰嗽、多汗、悸烦、眩晕、气急、烦热、失眠、多梦、胸闷、肢麻、月经不调、腹痛腹泻、便秘、呕恶、食少等各种临床病症，功效卓著。今将卢老临床实验所及，重点列举、分述如下：

1. 咽痛

有温胆汤证，而咽痛无明显红肿者，用甘桔温胆汤（即温胆汤加桔梗、生甘草）；若更兼痰多脉滑，胸闷不舒者，可用瓜蒌温胆汤（即温胆汤加瓜蒌、薤白）。风寒湿痹，初起过用寒凉，冰伏其邪，致成坏证，咽部暗红钝痛，缠绵不愈，治多束手。卢老每遇此证，多先以苏叶、荆芥辈温改之，使患者感到肌肤燥热、咽部变鲜红而锐痛，再改用温胆汤加活血清热解毒之品，每获速效，切不可尽以喉痛多热畏苏叶、荆芥辛温不用而继服寒凉，否则必致邪伏胶固，冬成沉疴；若咽痛偏红，胸闷，脉滑者，用温胆汤加牛蒡子、芍药、丹皮、连翘；火盛者再加木通，亦可酌加僵蚕、玄参。

2. 咳嗽

痰湿内蕴，风寒外束，证见咳嗽多痰，脉浮而弦，无汗恶寒，舌苔白腻者，用三拗温胆汤（即温胆汤加三拗汤）。若微咳，身有微汗者，用杏苏温胆汤（温胆汤加杏仁、苏叶）；肺有痰热，咳而有汗，用桑杏温胆汤（温胆汤加桑白皮、杏仁）；咳嗽，内有痰湿，外见少阳证者，用柴芩温胆汤（温胆汤加柴胡、黄芩），若项背强者再加葛根；百日咳久治不愈，痉咳吐涎，甚则咳吐胆汁者，用连麦温胆汤（温胆汤加麦冬、黄连）效佳。

3. 癫狂、抑郁、脏躁而有"痰气"见证者

癫狂、抑郁、脏躁而有"痰气"见证者：用温胆汤加减化裁，其效亦佳。脏躁胸满闷，咽滞塞，喜悲伤而像如神灵所作者，用温胆汤合甘麦大枣汤加龙齿、牡蛎；癫狂失心多用白金温胆汤（即白金丸合温胆汤）收效，然使用时郁金与白矾之量应为七比三，矾量过大，则致呕恶。卢老曾治某女，该女被某医院诊断为"精神分裂症"，终日神情默默，失心独语，睡中惊醒则在屋中乱走，或狂奔街衢之中，见车则攀，几度走失，家人甚感忧虑，求治于余。观其舌苔白腻，诊其脉沉弦而滑，遂用白金温胆汤加减出入，调理而愈。

4. 失眠、心悸、自汗

心虚胆怯，痰气搏结，苔白腻，脉弦滑，其症多类现代医学所谓之"神经官能症""心脏神经官能症""自主神经功能紊乱"者，用《证治准绳》之十味温胆汤（即温胆汤去竹茹加人参、枣仁、熟地、五味子、远志）；温胆汤证俱，失眠、心悸、时发热自汗出而不愈者，用温胆汤合桂枝加龙牡汤治之；兼头痛，呕吐者（近似血管神经性头痛）用柴芩温胆汤。

5. 胸痹、眩晕

胸痹、眩晕多属现代医学所谓之"心血管疾病"及"梅尼埃病"。本方适用于少阳不升，清气不宣，痰浊阻痹，气血郁滞所致者。卢老曾治一例眩晕（高血压）患者，病起于五志过极，住某医院服中药治疗，已服用黄连、槐角各半斤有余，血压虽降，然眩晕不减，不饥不食，倦怠嗜卧，夜难入寐，心烦多梦，舌红苔白腻，余拟疏肝解郁法，用柴胡疏肝散意出入与服，不料服药一剂，彻夜不寐，鸡鸣汗出，心中烦冤不可名状，几欲狂奔打人，血压升高。卢老瞑思再三，始悟此乃先前过用寒凉凝滞，败伤胃气，致使湿热痰浊胶结不化。今以此方服下，浊邪借柴胡之力上冲，故有此变。因其舌苔白腻，泛酸欲呕，遂于温胆汤中加乌贼骨、砂蔻仁、生麦芽再服，一剂下已，则夜能熟睡六小时，三剂尽，则血压如常，诸证若失矣。

温胆汤用治胸痹之证，临床多有报道。卢老用此方多与《金匮要略》中的云茯苓杏仁甘草汤、瓜蒌薤白半夏汤、枳实薤白桂枝汤合方加减，或配合归、芍、丹参诸活血通络之品，颇觉应手。

总之，本方中平稳妥，药简价廉，适应证广泛，果能辨证施用，每获良效。因此，对本方进一步进行临床及实验研究是十分必要的。

中篇 医案

咳　　嗽

病例 1

马×，女，14 岁。咳嗽发病半年，1954 年 11 月 2 日就诊。

主症：咳嗽吐黄痰，耳聋，右脉滑大。

处方：陈皮 15g，半夏 10g，茯苓 15g，甘草 5g，金银花 10g，枇杷叶 10g，龙胆草 10g，杏仁 15g，柴胡 10g，生地 15g，玄参 15g，二冬各 15g，菊花 15g，子芩 15g，川芎 5g。水煎服。

服药后咳嗽大效，后以此方及龙胆泻肝汤加减，守服数剂而愈。

按：咳吐黄痰，乃肺中有热。耳少阳循行经络，肝胆火盛，上攻于耳，故聋，非先天聋也。病已半年，可知非风寒表证。故以二陈汤去痰；杏仁降气，桑叶、枇杷叶治咳；龙胆草、子芩、菊花、柴胡、川芎泻肝胆之火，则耳聋可除。肝火不侵肺，黄痰咳嗽得愈。加以生地、玄参、二冬凉血滋阴，止咳润肺。后以龙胆泻肝汤，治其肝经温热，使之小便出，故病可愈。中医方剂，有主辅佐使，互相配伍，用之得当，即能达到效果。此方有陈皮以行之，半夏以燥之，茯苓以利之，川芎以通之，柴胡以疏之。故增液滋而不赋，润而不湿，补而不滞，达到预期疗效。

病例 2

胡×，男，22 岁。咳嗽发病 2 个月，1955 年 3 月 9 日就诊。

主症：咳嗽吐白黏痰，胸背痛，四肢酸痛，气短无力，自汗，心烦心悸，时便秘，左脉沉弱。

处方：百合 10g，二地各 30g，玄参 10g，川贝 3g，桔梗 15g，二冬各 20g，甘草 5g，白芍 10g，当归 10g，杏仁 10g，茯苓 10g，生桑皮 10g，生芪 10g，柏子仁 10g，人参 10g，山药 10g。水煎服。

服药后诸症减轻，后以此方加减，守服数剂而愈。

按：便秘，肠胃有热也。肺与大肠相表里，肺有病治大肠，大肠有病治肺，往往获效。肺中有热，不能行其肃降治节之能，则上逆咳嗽。水津不能下行膀胱，外达四旁，灌溉五脏六腑、肢体百骸，则聚而成痰。壅塞肺窍故咳，咳则出为快，久咳则胸背振痛。肺主皮毛，肺气虚皮毛不固则自汗。肺主气，久咳伤气，故气短无力；不能充达四肢故酸痛。津液亏损，不能养心，故心烦心悸。心肺两虚，故脉见沉弱，一派虚热之象。故以百合固金汤治肺热阴虚之咳，加生桑皮、山药以补肺。山药不但补肺，且能补脾胃，子虚则补其母。方加柏子仁以宁心，参芪以补之，则心烦心悸得除，用茯苓、杏仁降逆去痰，则使肺得润，痰得降，心得安，虚得补，诸症愈矣。

病例 3

史×，女，41 岁。1954 年 11 月 21 日就诊。

主症：五心烦热，口舌破烂，鼻干牙痛，渴喜凉饮，头痛咳嗽，呼吸不利，气短心悸，食欲不振，四肢无力，脉数。

处方：陈皮 15g，半夏 5g，茯苓 15g，甘草 5g，金银花 10g，枇杷叶 10g，生地 15g，玄参 15g，二冬各 20g，子芩 15g，连翘 15g，知母 15g，花粉 15g，地骨皮 10g，鳖甲 15g，龟板 15g，葶苈子 10g，杏仁 15g，莱菔子 15g。水煎服。

服药后诸症大减，咳嗽已轻，乃以此方加减，守服十余剂而愈。

按：脉数，数则为热。胃开窍于口，心开窍于舌，肺开窍于鼻，肾开窍于耳，齿为肾之余。心、肺、胃、肾火盛，故致口舌破烂、鼻干牙痛、渴喜凉饮。食入则助热，胃热则不欲食矣。咳则伤气，故无力气短，呼吸不利也。阳盛则阴虚，故五心烦热也。以二陈汤合增液汤加桑叶、枇杷叶以治其咳，加金银花、连翘、知母、花粉、子芩清热解毒且止咳生津；以地骨皮、龟板、鳖甲治其阴虚五心烦热；以葶苈子、杏仁、莱菔子降气逐水，泄肺除痰。故诸症得除，病得痊愈。

病例 4

石×，男，42 岁，咳嗽发病月余，昔有此疾，1955 年 3 月 19 日就诊。

主症：咳嗽喘息，气短胸痛，牙痛，浮肿，不欲食，胀满，五心烦热，口渴喜饮，四肢麻木，小便黄，脉沉数。

处方：陈皮 10g，茯苓 18g，半夏 8g，甘草 5g，桑叶 10g，枇杷叶 10g，杏仁 10g，葶苈子 10g，莱菔子 10g，桔梗 8g，竹叶 6g，防己 10g，厚朴 10g，枳壳 10g。水煎服。

服药后症状减轻，乃以生地、玄参、二冬、栀子、花粉等加减化裁，守服 6 剂，临床显效。

按：肺主呼吸，其气出入于胸中，通行上下内外。故服药后大便已下、胀疼减轻，乃以温胆汤加芦根、三仙、莱菔子、鸡内金、厚朴、枳壳、木香、榔片、乳香、没药、栀子、花粉等，守服十余剂，病趋好转；后以生津润燥、降气镇逆、消胀除满、扶脾消食之药，加减服之，而病痊愈。

病例 5

谢×，女，46 岁。1987 年 3 月 26 日初诊。

主症：咳嗽气喘，痰多黏滞，咯吐不利，胸中憋闷，心悸少寐，大便稍干，舌尖红苔黄腻，脉细滑。

处方：金沸草 15g，苏子梗各 15g，葶苈子 15g，化橘红 10g，杏仁 10g，全瓜蒌 15g，清半夏 10g，枳壳 10g，广郁金 10g，丹参 10g，炒枣仁 10g。6 剂，水煎服。

服药后气喘咳嗽减轻，痰仍多，睡寐尚可，悸减，大便正常，苔黄腻稍化薄。乃去丹参、炒枣仁、全瓜蒌，入陈皮、茯苓、冬虫夏草，并进一步随证化裁，俟继治月余后，喘嗽平、悸减，痰量大减。

按：本例证属痰湿壅肺，气机不宣。因痰湿阻肺，肺气不利，乃发咳嗽痰多；胸中气机不畅，乃胸中憋闷；心主血，肺主治节，肺病日久，治节不利，金侮之火，致心血暗耗，乃发心悸少寐；肺失肃降，肠津失濡，乃见便干；舌尖红，为心血虚生热之兆；苔黄腻，为痰湿酿热之趋；脉细滑，为湿阻气血之虞。治当化痰定喘，理气安神。故方设金沸草、苏子温肺化痰定喘；葶苈子、橘红泻肺化痰定喘；杏仁、全瓜蒌清热化痰润肠；清半夏燥湿化痰健脾；枳壳、广郁金行气活血利湿；丹参、炒枣仁养血活血安神。

咳 血

病例 1

梁×，男，62 岁。咳血发病半年，1953 年 6 月 29 日就诊。

主症：咳嗽，咯痰，痰中带血，胸背痛，气短无力，食欲不振，大便燥，脉右大于左。

处方：川连10g，子芩15g，大黄10g，桑叶10g，枇杷叶10g，生柏叶15g，生荷叶15g，竹茹15g，白茅根15g，藕节15g，当归15g，白芍15g，生地15g，桔梗10g，陈皮15g，杏仁15g，茯苓15g，甘草6g。水煎服。

服药后，诸症已效，后以此方化裁，加桃仁、二冬、山萸肉、百合等，连服5剂而愈。

按：脉右大于左，乃肺有郁热。咳嗽伤络，则痰中带血、胸背痛。肺主气而司呼吸，久咳则伤肺，故无力气短。大便燥，乃因久病消耗津液，阴虚火炽，故便秘。故以泻心汤治其标；桑叶、枇杷叶、柏叶、荷叶、竹茹、白茅根、藕节止咳止血，清肺行瘀；当归、白芍、生地理血活血，使血止不瘀；桔梗载药上行，治胸肋刺痛；杏仁、茯苓降气，治痰之源；陈皮、甘草行气和药，调理中焦，行其气血，而病自愈。后以清金润肺、止咳化痰、行瘀止血之法，降气酸收，使血出者得止，未出者得安其宅，而咳血得愈。

病例2

朱×，男，40岁。1985年2月3日初诊。

主症：咳血发病月余，咳嗽吐黄痰带血，有臭味，胸背振痛，无力，自汗盗汗，小便黄，口渴，舌红少苔，脉滑数。

处方：生地15g，玄参15g，二冬各20g，桑叶15g，枇杷叶10g，花粉15g，杏仁15g，生石膏30g，桔梗15g，竹茹15g，生荷叶15g，白茅根15g，藕节15g，知母15g，丹皮5g，生柏叶15g。水煎服。服药后诸症大减，血止咳轻，乃以此方加减，服数剂而愈。

按：阴虚盗汗，阳虚自汗。今阴阳两虚，故自汗盗汗。但有小便黄、口渴，乃属久病，阴虚伤络，故不能以温热大补之剂治之。应养阴清热、止血治咳，采取甘寒之法，不用苦寒一味，多采取轻清通络、养血生津、空通轻浮、以叶治叶之法，而病得痊愈。

哮　喘

病例1

史×，女，41岁。昔曾有吐血史。哮喘发病数年，1954年9月14日就诊。

主症：咳嗽哮喘，呼吸困难，吐痰沫，气短心悸，五心烦热，口舌干痛，渴喜凉饮，腰腹胀痛，浮肿呃逆，脉沉数。

处方：陈皮15g，半夏8g，茯苓15g，甘草5g，枳实15g，竹茹15g，杏仁15g，桃仁15g，三仙15g，莱菔子15g，桑叶10g，枇杷叶10g，远志10g，知母15g，花粉15g，玄参15g，海浮石10g，防己15g，当归15g，白芍15g，生地15g，葶苈子10g。水煎服。

服药后症状减轻，乃以百合、五味子、紫苏、木香、麦冬、泽泻、木瓜、榔片、炙麻黄、鸡内金、白果、厚朴、枳壳、天冬等加减，守服十余剂后，临床显效。

按：喉中痰鸣，呀呷有声谓之哮；呼吸急促，抬肩撷肚谓之喘。但临床中多不细分，哮喘应责之脾肺肾。脾湿不运，聚而成痰。肺气不降，胸膈停饮。肾气不纳，痰水上泛。故以运脾消痰、降气除饮、归纳肾气为治疗大法。因外感引起宿疾者，必加解表药。因火上逆者，必加清热药。必先治其标，后治其本，非一方而统治哮喘也。是病五心烦热，渴喜凉饮，口舌干痛，脉沉数，是兼有虚热也。故以温胆汤加止咳除痰、行气活血、养阴清热之药，守服十余剂而愈。

胸为气之海。设有痰水气血阻碍肺气不能正常运行，则为咳嗽喘息，气短闷痛。肺气不能通调水道，下输膀胱，水精不布，则为浮肿，是肺病累及肾矣。肺主行水，能下达膀胱与肾。水精四布，五脏并行者，实经三焦之道路。肺病则三焦不布，水湿不行，脾为湿困。脾喜燥而肺恶寒，不能消化水谷，是又连及脾矣。五心烦热，口渴喜饮，口舌干痛，是因热扰也。因热哮喘加剧，连及脾肾，故以二陈汤除痰，加枇杷叶、杏仁，止咳定喘；葶苈子逐水，治痛之原；莱菔子顺气消痰，肺之本；竹叶、防己利尿除湿以固肾；厚朴、枳壳宽胀下气，以醒脾。故服药数剂后，症状显效。

病例2

于×，女，58岁。哮喘发病6个月，1955年1月11日就诊。

主症：咳嗽喘息，呼吸不利，失眠心烦，大便燥，口苦，食入则肿，左手腿浮肿，脉沉。

处方：陈皮15g，半夏15g，茯苓15g，甘草5g，桑叶15g，枇杷叶10g，杏仁15g，莱菔子15g，葶苈子15g，酸枣仁（炒）15g，柏子仁15g，五味子10g，瓜蒌仁15g，党参15g。水煎服。

服药后症状减轻，继以玄参、生牡蛎、防己、天南星、川牛膝、生地、黄芩、桔梗、二冬、厚朴、枳壳、三仙、栀子等加减化裁，服十余剂，临床显效。

按：素有喘息症，加以失眠心烦，是肺病波及于心也。呼出心与肺，吸入肾与肝。心与肺共居膈上，肺咳不已，则病及心，故而心烦失眠。除止咳化痰、顺气降逆外，加党参、枣仁、五味子、柏子仁以补虚安神，收敛心气。故十余剂后，诸症显效。古人治哮喘有水者，用小半夏加茯苓汤；气阻者，葶苈大枣泻肺汤；肺胀者，越婢汤；呼气短者，苓桂术甘汤；吸气短者，肾气丸；有表证者，小青龙汤。《金匮要略》云："喉中水鸡声，射干麻黄汤。"总之，哮喘一病，非常顽固，必须长期坚持治疗，以愈为度，非药少短时间所能治愈。

病例3

范×，女，56岁。1987年3月17日初诊。

主症：喘促气短，动则喘甚30余年。近月余加重，干咳少痰，口干心烦，手足心热，腰酸耳鸣，头晕目眩，伴半身稍麻木，舌质暗红，苔薄黄腻，脉细滑小数。

处方：麦冬15g，五味子10g，山萸肉10g，熟地15g，炙麻黄6g，紫石英15g（先煎），全瓜蒌15g，清半夏10g，茯苓10g，川芎10g，全蝎3g。6剂水煎服。

服药后喘促减轻，头晕耳鸣大减，余症仍存。守法制方，继治2周，喘促大平，余症随之缓解。

按：本例证属肺肾阴亏，兼有伏痰肝风。由于肺肾阴亏，肺阴亏则清肃无权，气机逆乱；肾阴亏则气不摄纳，两方面原因均导致喘促气短，动则喘甚。肺阴虚又见干咳少痰；肾阴虚又见腰酸耳鸣；阴虚火旺则口干心烦，手足心热；夹有肝风则头晕目眩；风痰流窜经络则半身麻木；舌暗血瘀可征；苔腻伏痰可查。治当滋养肝肾，平喘化痰熄风。故取麦冬、五味子、山萸肉、熟地滋养肺肾之阴；炙麻黄平喘；紫石英纳气；全瓜蒌、清半夏、茯苓祛痰利湿健脾润肺；川芎、全蝎活血通络、熄风。

风　水

唐×，男，47 岁。1987 年 4 月 7 日初诊。

主症：因出差，陡起眼睑浮肿，渐及面部。某医院诊断为"急性肾小球肾炎"，诊时头面肢体悉肿，恶风寒无汗，遍身疼痛，咳嗽气促，胸痛腹胀，乏味纳差，精神不振，面色无华，口苦不渴，大便干结，小便短黄。舌苔白粗，脉沉细缓，血压 140/100mmHg。

处方：麻黄 10g，杏仁 10g，茯苓皮 15g，大腹皮 15g，陈皮 10g，桑白皮 10g，生姜皮 10g，郁金 10g，枳壳 10g，桔梗 10g，甘草 10g。4 剂，水煎服。

二诊：药后微汗，风寒即止，面肿骤消，肢体浮肿亦有减轻。大便转溏，小便增多，咳引胸痛，呼吸稍促，腹纳差，舌苔白而不糙，脉沉细。拟上方去麻黄，加瓜蒌壳 12g，续服 4 剂。

三诊：身痛悉除，肢体浮肿明显消退，咳引胸痛如失。但觉精神疲乏，头晕眼花，腹胀纳呆，大便仍溏，小便清长，舌脉如前。肺之宣降已复，脾虚不运显然，拟六君子汤加味。

处方：党参 15g，茯苓 12g，白术 10g，薏苡仁 25g，厚朴 10g，陈皮 6g，法半夏 10g，神曲 10g，广木香 6g，甘草 3g。4 剂，水煎服。

四诊：浮肿尽退，诸症好转。小便化验：蛋白+，余均正常。恐水气未尽，仍拟培补脾土，运化水湿之法，上方再加黄芪 15g，服 4 剂。此后继续治疗半月，症状消失，各项化验均恢复正常。

按：此为风水之候。风邪袭表，肺气不宣，水湿停滞，脾不运化发为肿胀，脉不浮，反沉细缓，是为水气郁积皮肤肌腠，束缚脉管搏动所致。风寒袭肺，肺失宣降，则恶风恶寒，身痛无汗，头面先肿；肺金侮土，脾湿不运，水液紊乱，溢于肌肤，以致肢体悉肿。治宜宣肺解表，理气行水。初诊拟麻杏五皮饮加味。

方中桑白皮泻肺降气，茯苓健脾利水，从上导下；大腹皮、陈皮消胀理气，姜皮微辛宣发，皆用皮者，取其以皮行皮。经云："腰以上肿，发汗乃愈。"故用麻黄、杏仁、桔梗、甘草加重宣肺解表，是仿"开鬼门""轻可去实"之意。水随气行，治水兼治气，故加枳壳、郁金疏畅肝气，助大腹皮、陈皮行气消水。全方宣肺健脾，行气消水，服后便收水行肿消之效，继以培补中焦，运化水湿而收全功。

肺　胀

林×，女，62 岁。1987 年 6 月 2 日初诊。

主症：胸中胀满，咳嗽气喘，痰多色白，语声低怯，呼多吸少，头晕便溏，心烦急躁，面色晦滞，胸如桶状，舌红少苔中有裂纹，脉结代。罹疾 20 余年，症状逐渐加重，西医诊为肺源性心脏病、肺气肿。

处方：麦冬 15g，五味子 5g，熟地 15g，山萸肉 15g，紫河车 10g，紫石英 15g（先煎），茯苓 15g，泽泻 15g，杏仁 10g，山药 10g，丹皮 10g。6 剂，水煎服。

二诊：胸胀咳喘、痰多便溏均好转。近日生气，头晕甚，血压 180/100mmHg，舌质红，苔薄黄中裂，脉沉细弦滑。守法论治，重清肝火。

处方：麦冬 15g，五味子 10g，熟地 15g，山萸肉 15g，茯苓 10g，紫石英 15g（先煎），肉桂 3g，沉香 3g，川芎 10g，地龙 10g，全蝎 3g。6 剂，水煎服。

三诊：头晕愈，血压降至 160/90mmHg，精神增进，咳喘继减，大便正常，舌苔薄黄，脉沉细。再以原义出入。

处方：麦冬 15g，五味子 5g，熟地 15g，山萸肉 15g，沉香 10g，紫石英 15g（先煎），杏仁 10g，苏子 10g，银杏肉 10g，枇杷叶 10g，谷麦芽各 15g。6 剂，水煎服。

服药后胸中胀满、咳喘大缓，余症随减。乃取义制方，调治 2 月余，病情平稳。俟冬至时，虽有胸中憋气、咳嗽气喘发生，但程度较往昔大轻矣。

按：《灵枢·经脉》云："肺乎太阴之脉……是动则病肺胀满膨膨而喘咳。"《灵枢·胀论》云："肺胀者，虚满而喘咳。"两条均说明了肺胀的主要症状，并指出它多是一种虚实相兼的复杂证候。本例证属肺脾肾虚，夹有肝火。因肺气壅滞不降，则胸胀咳喘；肺脾气虚，则语声低怯；痰湿上泛，则痰多；肾虚不纳气，则呼多吸少；脾虚湿化，趋肠则便溏；肺脾肾俱损，气阻痰湿壅闭胸中，渐次增大，而成桶状；头晕，心烦急躁，舌红少苔中有裂纹俱为兼肝火之象；脉结代，面晦滞说明气滞血行不畅，致心气不利。治当调补肺脾肾，兼清肝火。首诊方中，取麦冬、五味子、熟地、山萸肉、紫河车补益肺肾；茯苓、山药补脾利湿，伍泽泻则利湿之力更猛；杏仁开利肺气，止咳；紫石英甘温，入心肝经，功能镇心安神，降逆气归肾，《本草便读》又谓其能"温营血而润养，通奇脉"，《药性论》又谓："女人服之有子，主养肺气"；丹皮清肝心之热，又能活血祛瘀。二诊方，根据患者生气后头晕加重，血压升高的新情况，虑其肝风欲动，乃入地龙平肝熄风；三诊则继守法义，入苏子、银杏肉以增强定喘之力。银杏肉又有敛肺气之功，与五味子之敛肺气遥相呼应。

胃 脘 痛

病例 1

吕×，男，19 岁。胃脘痛发病半月，经他医诊治无效，1954 年 5 月 2 日就诊。

主症：胃脘时痛，胀满呃逆，大便燥，脉沉滑。

处方：大黄 15g，厚朴 15g，枳实 10g，陈皮 15g，半夏 8g，茯苓 15g，甘草 5g，莱菔子 15g，三仙 30g，鸡内金 5g，乳香 10g，没药 10g，当归 15g，白芍 15g，木香 5g，榔片 10g。水煎服。

服药数剂后，诸症已愈，唯呃逆胀满，乃加入竹茹、生赭石、大腹皮、木香、草果仁、党参、白术、二丑、防己、草蔻、苍术、青皮、三棱、莪术等，服数剂而呃逆胀满症痊愈。

按：胃脘痛，原因不一，有寒、热、虚、实、气、血、虫、积、食、水种种不同。医者必审之脉症，施以不同治法。是症大便燥、胀满呃逆，如以胃痛，是属实热作痛也。故以小承气汤通下实热，治其便燥胀满；二陈汤降逆除痰，加木香、槟榔、莱菔子助其顺气消痰之力，加乳香、没药、当归、白芍活血以止痛；三仙、鸡内金消导胃中宿积停食。故数剂后，便燥胃疼解除。后则施以重镇降逆、行气除水、消食化痰、扶脾除积、活血止痛之法，数十剂后，而诸症痊愈。

病例 2

张×，男，65 岁。胃脘痛发病数月，1953 年 4 月 14 日就诊。

主症：朝食暮吐，胃脘痛胀满，便溏，脉沉弦。

处方：陈皮 15g，半夏 15g，茯苓 15g，甘草 10g，枳实 15g，竹茹 15g，生赭石 25g，芦根 15g，公丁香 5g，柿蒂 10g，沉香 15g，厚朴 15g，莱菔子 15g，大腹皮 15g。水煎服。

服药后症状减轻，乃以原方与服，达到病情好转。

按：便溏脉弦、朝食暮吐、胃脘作痛，属于虚寒。故以温胆汤，治其呕吐，加生赭石以镇之，沉香以降之，加公丁香、柿蒂以温之，加厚朴、莱菔子、大腹皮以治其胀满，加芦根以空通疏胃。数剂之后，病情好转。年高之人，不宜多服，有伤胃气，宜饮食调养之。

病例 3

王×，男，59 岁。胃脘痛发病十余日，1954 年 7 月 19 日就诊。

主症：胃脘胀痛，呃逆，五六日未大便，小便赤红，脉沉弦。昔有此疾。

处方：厚朴 40g，枳实 40g，大黄 50g，朴硝 25g。煎服法另嘱。

服药后大便已下，胀痛减轻，乃以温胆汤加芦根、三仙、莱菔子、鸡内金、厚朴、枳壳、木香、榔片、乳香、没药、栀子、花粉等，守服十余剂，而病趋好转；后以生津润燥、降气镇逆、消胀除满、扶脾消食之药，加减服之，而病痊愈。

按：《伤寒论》云："哕而腹满，视其前后，知何部不利，利之则愈。"是症小便红赤，大便数日不下，加以呃逆胃痛，属于热性者，故以大承气汤，荡其胃中宿食，且下其胃中积热，则治其本。亢则害，承乃制，扬汤止沸，不如釜底抽薪。故服药之后，症状减轻。后乃以温胆汤降逆止呃，加顺气消导、宽胀止痛之药，而达到病症痊愈。

病例 4

李×，男，35 岁。胃脘痛发病数年，1954 年 6 月 3 日就诊。

主症：胃脘疼痛，痛则起包，刺疼拒按，脉沉滑。

处方：苍术 10g，厚朴 10g，陈皮 10g，甘草 5g，乳香 10g，没药 10g，柴胡 5g，鸡内金 5g，三仙 15g，莱菔子 10g，草果仁 5g，木香 5g，榔片 10g，三棱 5g，莪术 5g。水煎服。

服药后症状减轻，乃以顺气活血、消积止痛之药，加减治之，症状逐渐减轻，日趋好转。

按：胃痛起包、痛而拒按，属于气滞血瘀型。故以平胃散，加三棱、莪术、鸡内金以消导之；乳香、没药活血止痛；木香、榔片、三仙、莱菔子顺气消痰，开积化食；柴胡、草果仁推陈出新，健胃理脾。故服药之后，症状逐渐好转。

病例 5

张×，男，42 岁。1953 年 10 月 20 日就诊。

主症：食入约 2 小时，胃脘隐痛，甚则头眩胀满，呃逆吐酸水，不敢饱食，脉沉弱。

处方：党参 10g，白术 10g，茯苓 15g，甘草 5g，半夏 6g，陈皮 15g，香附 15g，砂仁 5g，鸡内金 10g，三仙 30g，莱菔子 15g，乳香 20g，没药 20g，当归 15g，白芍 15g。水煎服。

服药后诸症大减，乃以健脾消食、活血顺气之法，久服而愈。

按：脉见沉弱，不敢饱食，食入 2 小时隐痛，是属胃虚型。沉为在里，弱则脾胃虚弱，气血不足。胃虚则不能消化水谷，故不敢饱食及食入则痛。故以香砂六君子汤健脾胃；当归、白芍、乳香、没药活血止痛；三仙、莱菔子、鸡内金消导化食，顺气除痰，则胀痛自愈，呕酸自止，诸症皆愈。

病例 6

庄×，女，46 岁。1955 年 2 月 15 日就诊。

主症：胃脘刺痛，不可饮食及呼吸，于 4 日前吐血黑色数口，呃逆，脉沉数。已经注射，效果不显。

处方：当归 10g，白芍 10g，生地 10g，丹皮 10g，桃仁 10g，鸡内金 8g，乳香 10g，三仙 15g，莱菔子 10g，枳壳 10g，柴胡 8g，陈皮 10g，炙甘草 5g。水煎服。

服药后症状减轻，乃以半夏、茯苓、桑叶、枇杷叶、玄参、二冬、杏仁、山药、青皮等活血降逆、滋阴止痛之药治之，诸症痊愈。

按：吐黑色血，呃逆胃痛如刺，且不可饮食，属血瘀型者。故以当归、白芍、生地、乳香行瘀止痛；桃仁、丹皮逐瘀血留舍肠胃；陈皮行气通络；三仙、莱菔子、枳壳顺气消痰，下气宽胀；鸡内金治胃中积滞，消磨水谷；柴胡升清降浊，推陈出新；甘草缓中止痛，调和诸药。服药十余剂后，诸症痊愈。

病例 7

王×，女，25 岁。胃脘痛发病数月，1954 年 2 月 19 日就诊。

主症：早起胃脘凉痛，喜按，食入则差。小腹两胁胀满，大便燥，脉沉迟。

处方：苍术 10g，厚朴 15g，陈皮 15g，甘草 5g，莱菔子 15g，木香 5g，乳香 15g，没药 15g，公丁香 5g，草豆蔻 8g，香附 15g，郁金 15g，砂仁 3g，半夏 10g，枳壳 15g。水煎服。

服药后症状减轻，乃以当归、丹参、干姜、大腹皮、茯苓、党参、白术、肉桂、草果仁等温中去寒、活血止痛、补虚行气、香窜醒脾之药服之，汤药数十剂，丸药 1 料，而病痊愈。

按：早起凉痛，脉沉迟，属寒性作痛；喜按、得食则差诚属虚，故是患为虚寒型者。寒盛攻及小腹两胁则胀满，寒虚亦能便燥。故以平胃散，加乳、没平胃以止痛；莱菔子、木香、香附、郁金、半夏、枳壳顺气消痰；公丁香、砂仁、草豆蔻辛香暖胃。后则以温中补虚行气之法，汤药作先锋，丸药以除病根，则病永不复发。

病例 8

王×，男，59 岁。发病 2 年，经数医诊治不效，1954 年 11 月 13 日就诊。

主症：胃脘刺痛波及两胁，胀满呃逆，干呕，肠鸣，脉沉涩。

处方：当归 15g，丹参 10g，乳香 15g，没药 10g，三仙 30g，莱菔子 15g，鸡内金 5g，厚朴 15g，枳壳 15g，柴胡 10g，草果仁 5g，竹茹 15g，陈皮 15g，半夏 15g，茯苓 15g，甘草 5g，桔梗 15g，瓜蒌 15g，生姜 5g。水煎服。

服药后症状大减，乃以原方与服十余剂后，加活血止痛、舒肝行气之丸药 1 料，诸症基本痊愈。

按：脉象沉涩，涩则为血滞。呃逆肠鸣、胃脘刺痛，属于血瘀型。故以活络效灵丹方止痛活血；温胆汤治呃逆肠鸣，加厚朴、枳壳，以宽胀行气；三仙、莱菔子、鸡内金消导化食；柴胡舒肝；瓜蒌、桔梗散结；草果仁、生姜辛窜止痛。服药之后，诸症解除。

病例 9

倪×，女，54 岁。发病 2 年，经医院诊为胃溃疡。1975 年 6 月 14 日就诊。

主症：胃脘灼痛，饥劳则甚。有时烧心呃逆，有时下柏油样黑便。大便 2 日 1 次，脉沉弦。

处方：柴胡 15g，党参 15g，半夏 10g，甘草 5g，黄芩 15g，白芍 15g，白术 15g，海螵蛸 20g，茜草 20g，乳香 15g，丹皮 15g，茯苓 15g，当归 20g，大黄 10g。水煎服。

服药后症状减轻，守服 30 余剂，诸症基本痊愈。

按：是症灼热疼痛、烧心、有时黑便，属于郁热型，与肝有关，即所谓肝胃病。故以小柴胡汤舒肝之郁，加海螵蛸、茜草，以治其溃疡；乳香、当归、丹皮活血止痛；大黄荡其胃中积热；白术、茯苓健脾利湿而病即痊愈。卢老在临床治疗中，以大小柴胡汤，随症加以寒热补泄、行气理血、消导止痛之药，治因肝郁胃痛者（即现代之胃溃疡、十二指肠溃疡），多有获效。

病例 10

侯×，男，29 岁。1987 年 6 月 12 日初诊。

主症：胃痛 6 年，受寒辄发，痛势较剧，痛处固定，压痛固定，饥时痛甚，得食不缓，不泛酸，大便时黑。钡餐提示十二指肠球部溃疡。舌紫红，苔白厚，脉沉细而弦。

处方：炙刺猬皮 10g，炒九香虫 10g，金铃子 15g，延胡索 15g，炒五灵脂 10g，炙乳没各 10g，荜澄茄 10g，香附 15g，白芍 15g，甘草 10g，枳壳 15g。6 剂，水煎服。

二诊：服 3 剂时，疼痛大缓。6 剂后，仅感胃脘隐痛。大便不黑，但干燥。舌质较前减轻，苔黄厚，脉沉细弦。

处方：鸡内金 10g，槟榔 15g，枳壳 15g，莱菔子 15g，滑石 10g，芦根 20g，全瓜蒌 15g，香橼皮 10g，木香 10g，砂仁 10g，苏梗 10g。

按：本例证属瘀血阻滞，寒凝胃络。治当化瘀通络，散寒止痛。治疗之初，以炙刺猬皮、炒九香虫为主药。刺猬皮味苦性平，无毒，入胃与大肠二经，有逐瘀滞、疏逆气的作用，能祛瘀止痛，活血止血，《本草纲目》记载，能治胃脘痛、肠风下血、痔瘘下血等症；九香虫味咸，性温，无毒，能通滞气，壮元阳，对肝胃气滞疼痛及痞满胀痛均有良效；两药合用，祛瘀血，通滞气，止痛止血，效果良好。再配五灵脂、金铃子、延胡索、乳香、没药、香附、枳壳等行气活血、化瘀止痛之品，以加强疗效。芍药伍甘草，则柔肝止痛之力倍增。荜澄茄散寒行气止痛。临床证明，本方对治疗严重的瘀血性胃痛，如胃窦炎、十二指肠球部溃疡、急性胃痉挛、消化道出血等，都收到了良好的疗效。一般服 2～3 剂，即可获得明显镇痛效果。

本例复诊时，诸症减轻，但随着内在瘀血的改善变动，蓄积之热外发为患。此即《成方切要》所谓："痞坚之处，必有伏阳。"故辨证时，根据便干、苔黄这两个特点，将治疗原则改为清解郁热为主，体现出中医药随证用、曲应病情、理法方药、一一贯通的特色。

病例 11

初×，男，76 岁。1987 年 2 月 11 日初诊。

主症：胃脘隐隐灼痛，反复发作十余年，纳少寐差，口干发涩，大便尚可，腰部酸痛，舌质暗红，苔黄而干，脉细弦。胃镜检查：胃小弯溃疡 0.5cm×2cm。

处方：沙参 15g，麦冬 15g，五味子 5g，芦根 20g，石斛 15g，香附 10g，天花粉 15g，香橼皮 10g，佛手 6g，桑寄生 15g，炒杜仲 10g。6 剂，水煎服。

上方进 6 剂后，痛缓热减，口干好转。原法加减续进 6 剂，痛止热除，纳增寐平，腰痛缓解。继续调治盈月后，胃镜复查见胃小弯溃疡痊愈，呈浅表性胃炎改变。乃易汤为散，继服 2 个月，以期巩固。

按：本例证属阴津不足，胃失濡降。老年人脏腑动能衰减。脾胃化生之水谷精微失职，胃阴多有不足，若再久病耗阴，或过用辛燥药再伤胃阴，胃失濡养而作痛，则为胃阴虚胃脘痛。治以养阴生津，和胃理气，以沙参、麦冬、芦根、石斛、天花粉养阴清热，生津益胃；五味子味酸甘温，功能益气生津，补肾养心；又可敛久病耗散之气，其与沙参、麦冬相伍，寓生脉散之意，然沙参易人参，功更偏养阴。胃以通降为顺，治胃病不可忘理气通降之品，乃伍以香附、香橼皮、佛手。老年病的特点之一是病情复杂，症状复合。一般老年男子"八八"，女子"七七"之后，多见肾虚，肾虚则脾胃易受损伤。故当据情兼治，此即方中伍桑寄生、杜仲之义。

病例 12

王×，女，30岁。1989年7月30日初诊。

主症：胃脘疼痛，间常发作，西医诊断为"慢性胃炎急性发作"。诊时：胁肋胀满，嗳气频作，恶心呕吐，饮食难入，小便短黄，胃脘拒按，舌质红，舌苔薄白，脉弦缓。

处方：旋覆花10g（包煎），党参15g，代赭石15g（包煎），法半夏10g，甘草10g，台乌药15g，百合25g，柴胡15g，白芍15g，枳实10g，丹参15g，川楝子15g。急煎1剂。

二诊：疼痛大止，呕恶全止，遂能进食。但仍胃脘隐痛连胁，纳后腹胀，口稍干渴，舌苔白微黄，脉弦细。胃逆渐平，肝郁待疏，拟疏肝和胃为治。

处方：柴胡15g，白芍15g，枳实10g，甘草10g，百合25g，台乌药15g，丹参15g，川楝子15g，陈皮5g，党参15g，麦芽10g。4剂，水煎服。

三诊：脘痛全止，纳食增加。仅心烦怔忡，失眠多梦，口干欲饮。舌苔白，脉弦细。肝胃已和，心脾方虚，拟归芍异功散合酸枣仁汤善后。

处方：茯神15g，怀山药15g，党参15g，炙甘草5g，川芎15g，酸枣仁15g，知母15g，陈皮5g，远志15g，当归15g，白芍15g。4剂，水煎服。

按：本例胃脘痛证属肝郁失疏，胃失和降。治当疏肝理气，和胃降逆。首因恶呕不纳，用旋覆代赭石汤、百合汤和胃降逆，以四逆散疏肝理气，侧重于"和"与"降"；继因呕止能纳，脘痛连胁，以四逆散加川楝子疏肝理气，配合百合汤健脾和胃，侧重于"疏"与"理"。立法处方，有条不紊。

胃 痞

张×，女，46岁。1986年9月4日初诊。

主症：罹患疾病3年，胃脘痞闷，胀连两胁，时轻时重，按之稍舒，郁怒加重，食少不饥，舌淡红苔白，脉弦细。

处方：柴胡15g，白芍15g，香附15g，枳壳15g，郁金15g，香橼皮10g，佛手6g，苏梗10g，鸡内金15g，大腹皮15g。6剂，水煎服。

二诊：胁胀大减，胃痞减轻，仍食少，口淡，舌淡红，苔薄白，脉细弦。证属肝胃不和，胃阳不振。治当再以原义出入。上方去香附、大腹皮、鸡内金，加荜澄茄10g，木香10g，砂仁10g。

继服6剂后，脘胁作胀基本消除，唯食后稍觉不舒，但纳食增加。守方加减，继续调治月余，病情平稳。

按：本例证属肝气犯胃，胃失和降。乃情志郁结，气机阻室不畅，肝木郁而不伸，横克犯胃土，故见胃胁作胀，痞逆塞满闷。治当疏肝解郁，和胃通降。故取四逆散义，用柴胡、香附、枳壳、郁金等辛香之品理肝气，散肝郁；辅以香橼皮、佛手、大腹皮、槟榔、苏梗、鸡内金和胃气，行胃滞。二诊则适加温振胃阳之品。肝胃郁滞得散，中焦之气通畅，阳气振奋，则痞胀可消。

噎　膈

陈×，男，51 岁。1987 年 10 月 19 日初诊。

主症：食入发噎月余，干食更甚，胸膈痞满，口干咽燥，大便艰涩，舌质红，苔黄腻，脉沉细而弦。

处方：芦根 15g，山栀 15g，杏仁 10g，全瓜蒌 15g，石斛 15g，枇杷叶 10g，清半夏 10g，枳壳 15g，陈皮 10g，苏子 10g，苏梗 10g。6 剂，水煎服。

二诊：食入发噎稍减，口干咽燥减轻，大便艰涩缓解，仍胸膈痞满，舌质红，苔根黄，脉沉细弦。痰热趋解，逆气未平，胃气壅滞。再以原义出入。

处方：刀豆子 15g，枇杷叶 10g，马尾连 6g，吴茱萸 7.5g，清半夏 6g，苏子 10g，苏梗 10g，青陈皮各 10g，香橼皮 10g，佛手 10g，枳壳 15g，公丁香 15g。5 剂，水煎服。

三诊：噎势减轻，胸膈痞满缓解，复因生气，两胁作胀，泛恶欲呕，时吐黏液，舌红苔黄腻，脉弦细。肝胃不和，痰热上扰，当以疏肝和胃，清热化痰。

处方：柴胡 15g，白芍 15g，枳壳 15g，清半夏 10g，沉香 10g，竹茹 10g，芦根 15g，马尾连 6g，白蔻仁 15g，生姜 2 片，太子参 10g。6 剂，水煎服。

药后噎势缓解，胁胀泛恶吐黏液均减。唯胃中痞满时发，进干食仍偶有噎感。继以清热化痰，理气和胃通降为大法。调治月余，诸症渐平。

按：本例噎膈，系气热痰结交阻，闭塞胸膈，食管不利，则吞咽梗阻，胸膈痞满；郁热伤阴，故口干咽燥；津液不能下输大肠，故大肠艰涩；舌红苔黄腻，脉沉细而弦，为气郁痰阻、火热内生之象。窃思叶天士《临症指南医案·噎膈反胃》载："气滞痰聚日拥，清阳莫展，脘管窄隘，不能食物，噎膈痞渐至矣。"其阐明了本病之病位症结所在，此与本例之机遥相吻合。故治疗取清热化痰，和胃通降为法则。方中芦根、山栀、石斛清热生津，杏仁、瓜蒌、刀豆子、枇杷叶清热化痰、降浊润肠；半夏、陈皮、苏子、苏梗、枳壳化痰理气和胃。二诊噎势稍减。故以刀豆子、枇杷叶降浊清热；马尾连、吴茱萸清热止逆；半夏、苏子、苏梗、青陈皮、香橼皮、佛手、枳壳理气化痰，和胃散壅；公丁香辛香流窜，以助气行。俟三诊时，原本内有气郁，复为肝气引动，故药随证用以疏肝和胃清热化痰之法治之。

呕　吐

病例 1

范×，女，29 岁。呕吐发病十余日，1954 年 3 月 12 日就诊。

主症：恶寒时热无汗，右胁痛，心烦，呕吐苦黄水，呃逆，大便干燥，4日不下，身痛，麻木，小腹痛，3日不食，脉沉。

处方：陈皮15g，半夏5g，茯苓15g，甘草5g，枳实15g，竹茹15g，大黄15g，栀子10g，柴胡10g，麻黄10g，三仙15g，莱菔子15g，乳香15g，没药15g。水煎服。

服药后诸症大效，乃以厚朴、秦艽、防风、当归、白芍、生地、川芎、人参、青皮、木香、生牡蛎、生姜、大枣加减，服之而愈。

按：呕吐之症，原因不一，有寒热气水、痰食虫积、内伤外感之不同，无他杂因兼症，单纯呕吐者，尚在少数。本例属于外感。故以麻黄、柴胡发表出汗，去其寒热邪气；治大便4日不下，干燥不食，以大黄、栀子清热攻下之。肝胆有热则右胁痛，扰于心则烦，侵于胃则呕吐苦黄水，克于脾土则腹痛。故以温胆汤，治其呕吐苦黄水、呃逆；和栀子，以治其心烦；和柴胡，以治其胁痛；和乳没，以治其腹痛；和三仙、莱菔子，以治其不食。方具清热泄下、止呕定痛、发汗解表、顺气开胃之能，服后即效。后以小柴胡汤，加祛风活血、补虚止痛、舒肝止呕、健胃进食之药，服之而愈。

病例2

曹×，男，39岁。发病3日，1953年12月7日就诊。

主症：食入烧心，呕吐，饥不能食，头眩，大便燥，脉弦。

处方：陈皮15g，半夏15g，茯苓20g，甘草5g，枳实15g，竹茹15g，生赭石25g，鸡内金5g，大黄15g，柴胡10g，当归15g，白芍10g，焦三仙15g，生姜5g，大枣4枚。水煎服。

服药后症状减轻，乃以乳香、没药、苍术、厚朴、莱菔子、草果仁、栀子、子芩等加减，守服数剂而愈。

按：是症乃因热呕吐也。热扰于肠则燥。火性上炎，攻于头则眩。食入增加胃热，故烧心，虽饥不欲食。方以温胆汤治其呕吐，加大黄以攻其热，下其燥屎；以柴胡舒肝，升清降浊，推陈出新；和三仙、内金，消导肠胃积聚，增进食欲；用当归、白芍和大黄以活血润燥，加生姜以散之，大枣以补之，而病痊愈。

病例3

曹×，男，39岁。1988年1月26日初诊。

主症：发病3日，食入烧心，呕吐，饥不能食，头眩，大便燥，脉弦。

处方：陈皮15g，半夏15g，茯苓20g，甘草5g，枳实15g，竹茹15g，生赭石25g，鸡内金5g，大黄15g，柴胡10g，当归15g，白芍10g，三仙15g，生姜5g，大枣4枚。水煎服。

服药后症状减轻，乃以乳香、没药、苍术、厚朴、莱菔子、草果仁、栀子等加减，守服数剂而愈。

按：是症乃因热呕吐也。热扰于肠则燥。火性上炎，攻于头则眩。食入增加胃热，故烧心，虽饥不欲食。方以温胆汤治其呕吐，加大黄以散其热，下其燥屎；以柴胡舒肝，升清降浊，推陈出新；和焦三仙、鸡内金，消导肠胃积聚，增进食欲；用当归、白芍和大黄以活血润燥；加生姜以散之，大枣以补之，而病痊愈。

病例4

卢×，女，51岁。1988年4月初诊。

主症：时当暑令，恶心呕吐4日，吐物为食物残渣，纳呆厌食，脘痞背痛，舌红苔黄泛绿，脉濡细。素有胆胃病史，西医检查曾诊为肝胆管结石、萎缩性胃炎。

处方：藿香 15g，佩兰 15g，芦根 20g，滑石 15g，山栀 15g，黄芩 15g，香橼皮 10g，佛手 6g，大腹皮 15g，枳壳 15g，香附 10g。

服药 1 剂后，呕吐始减，2 剂大减，3 剂呕止，6 剂食渐增加，舌苔薄黄，脉濡细。稍事加减，再进 6 剂，以荡余邪，复议胆胃痼疾。

按：本例系根据病情，结合时令进行辨证立法。证属暑湿扰胃，湿热中阻。

若闻西医检查之胆胃之疾，便取排石止呕之法，难免大苦大寒，重伤胃气，致暑湿不除，吐更甚矣。观其恶呕，系属突发。乃暑湿之邪，动扰胃腑，阻遏中焦，使胃失和降，浊气上逆，发生呕吐，湿阻食积，则纳呆反胃；胃气壅滞，则胃脘作痞；胆胃气滞，背腧不利，乃致背痛；舌红苔黄泛绿，脉濡细，乃暑湿中阻，湿蕴作秽。治宜芳化和中，理气通降。祛暑湿之法，当以芳化为主。方用藿香、佩兰芳香化湿；热在湿中，如油入面，裹结难去，故一方面用黄芩、山栀清热燥湿，另一方面用滑石利水清热；芦根则既有清热利湿之功，又有生津以防呕吐、利水伤阴之效；湿热阻中，胃气壅滞，故用香橼皮、佛手、大腹皮、枳壳、香附理气和胃通降，使上逆之气得以平顺和降。

反　胃

杨×，女，68 岁。1986 年 6 月 12 日初诊。

主症：朝食暮吐，吐出宿食不化，并有稠涎水饮，反复发作年余。素有胃病，脘腹胀满，食后尤甚。面色萎黄，形体消瘦，舌红苔薄黄，脉弦滑。

处方：清半夏 10g，茯苓 15g，竹茹 10g，陈皮 10g，枳壳 15g，炒莱菔子 15g，白蔻仁 15g，大腹皮 15g，苏梗 6g，佛手 6g，香橼皮 10g。6 剂，水煎服。

服药后呕吐明显减轻，稠涎量减，脘腹胀满始舒。守方加减继续治疗月有余，诸症皆已消失。

按：反胃的临床特征是朝食暮吐、暮食朝吐。《金匮要略·呕吐哕下利病脉证并治》谓："趺阳脉浮而涩，浮则为虚，涩则伤脾；脾伤则不磨，朝食暮吐，暮食朝吐，宿谷不化，名曰胃反。"其明确指出本病的病机主要是脾胃损伤，不能腐熟水谷。在治疗方面，该书提出使用大半夏汤和茯苓泽泻汤。朱丹溪在《丹溪心法·翻胃》中则提出："翻胃大约有四：血虚，气虚，有热，有痰。"本例患者，系久罹胃病，脾胃损伤，运化失常，痰浊阻胃，胃气上逆所致。有湿、有痰、有滞、有虚、有热，症情颇复杂。治疗集大半夏汤、茯苓泽泻汤、香苏饮、橘皮竹茹汤等诸方之意为一体，用半夏、茯苓、陈皮、竹茹、白蔻仁化痰渗湿、和中止呕、清热补虚；用莱菔子消食导滞，全方共奏涤痰化浊、和胃降逆之功。

呃　逆

病例 1

裴×，男，53 岁。呃逆发病 4 日，1953 年 4 月 26 日就诊。

主症：呃逆连声，胀满，大便燥，烧心，脉沉弦。

处方：厚朴 15g，枳实 15g，大黄 15g，陈皮 15g，半夏 8g，茯苓 15g，甘草 10g，栀子 15g，柴胡 15g，青皮 15g。水煎服。

服药后症状大减，乃施以大腹皮、槟片、莱菔子、三仙等顺气消导之药而病愈。

按：呃逆一症，声短而频，连连作声也。其有寒热虚实、气血痰水之别。唯久病闻呃逆为胃绝，最为危候。是症呃逆、胀满、大便燥、烧心，是胃热上冲之故也。胃气以下行为顺，上行为逆。故以小承气汤之厚朴、枳实、大黄消胀去满，通下燥便；二陈汤之陈皮、半夏、茯苓、甘草降逆去痰；柴胡、青皮疏肝顺气，升清降浊，助厚朴、枳实、陈皮、半夏宽胀下气之力；栀子、大黄攻下去热，凉其心肾胃肠，则烧心可除，不数剂而病除。

病例 2

张×，女，31 岁。产后月余，生气不食饭。经他医诊治不效，1954 年 11 月 2 日就诊。

主症：呃逆连声，不食，胀满，大便燥，腰酸痛，工作则甚，脉沉迟。

处方：白术 5g，茯苓 15g，干姜 5g，甘草 5g，杜仲炭 15g，乳香 15g，没药 5g，大黄 8g，三仙 30g，莱菔子 15g，厚朴 15g，枳实 15g，当归 15g，白芍 10g。水煎服。

服药后诸症已效，乃以当归、白芍、生地、川芎、党参、白术、茯苓、甘草、生芪、肉桂、杜仲炭、寄生、菟丝子、破故纸等，守服 3 剂而愈。

按：是症胃中有热，肾中有寒也。肾部寒湿，故脉见沉迟、腰酸痛。用肾着汤之白术、茯苓、干姜、甘草，加杜仲炭治其腰部寒湿；乳香、没药、当归、白芍活血止痛。因得之产后，治寒先治血，血行寒自除。以小承气汤，加三仙、莱菔子，顺气消导，推荡宿食，则呃逆、大便燥、胀满不食等症自愈。先治其胃热呃逆等热症；热症一除，则以十全大补汤，加杜仲炭、寄生、菟丝子、破故纸等药，补肾温阳，大补气血，而病自愈。

病例 3

裴×，男，53 岁。1986 年 12 月 10 日初诊。

主症：发病 4 日，呃逆连声，胀满，大便燥，烧心，舌红苔黄腻，脉沉弦。

处方：厚朴 15g，枳实 15g，大黄 15g，陈皮 15g，半夏 8g，茯苓 15g，甘草 10g，栀子 15g，柴胡 15g，青皮 15g。水煎服。

服药后症状大减，乃施以大腹皮、槟片、莱菔子、三仙等顺气消导之药而病愈。

按：本例呃逆，加以胀满、大便燥，烧心，是胃热上冲之故也。胃气以下行为顺，上行为逆。故以小承气汤之厚朴、枳实、大黄消胀去满，通下燥便；二陈汤之陈皮、半夏、茯苓、甘草降逆去痰；柴胡、青皮疏肝顺气，升清降浊，助厚朴、枳实、陈皮、半夏宽胀下气之力；栀子、大黄攻下去热，凉其心肾胃肠，则烧心可除，不数剂而病除。

吐 血

病例 1

崔×，男，22 岁。吐血发病 4 日，1954 年 5 月 6 日就诊。

主症：吐血约 500ml，胃脘胀满，不欲食，绕脐绵痛，五心烦热，双腿疼痛、无力；头眩头痛，咽干口苦，小便黄，舌苔干黄。脉滑数。昔有此疾，已犯 3 次。

处方：菊花 10g，生赭石 25g，当归 15g，白芍 15g，生地 15g，生荷叶 15g，白茅根 15g，藕节 15g，栀子 15g，竹茹 15g，生柏叶 15g，玄参 15g，麦冬 15g，莱菔子 10g，杏仁 15g，桃仁 15g，子芩 15g，丹皮 10g。水煎服。

服药后症状减轻，乃以竹叶、生石膏、山萸肉、百合、天冬、陈皮、枳壳、川连、知母、花粉、枇杷叶、半夏、茯苓、甘草、桑叶、党参、沙参、五味子、山药、川贝、桔梗、生牡蛎、柏子仁、朱砂、三七末等加减。守服汤药 13 剂，丸药 1 料，吐血咳嗽及上述病症，基本痊愈。

按：吐血原因不一，因寒、热、虚、瘀而吐血，属于器质性病变者，不易根治，往往好而复发，如肝硬化末期、胃溃疡等吐血。故必须标症治愈之后，坚持治本，才能收到良好效果。病家往往忽视其本病，不能长期坚持治疗，以致数月或数年之后，好而复发。是症五心烦热，咽干口苦，舌苔干黄，小便黄，脉滑数，属阴虚内热。昔有此疾，已犯 3 次，属于宿疾，腿痛无力，头眩痛腹痛不欲食，乃吐血之后阴虚所致。故以当归、白芍、生地、桃仁、丹皮活血行瘀；生荷叶、白茅根、藕节、生柏叶行瘀止血，通其胃络；玄参、麦冬、子芩、栀子清热滋阴，加生赭石镇之，杏仁以降之，莱菔子以利之，竹茹以通之，菊花清头明目，载药至于病所。方具清热养阴、行瘀止血、镇咳降逆、通络利气之能，故能达到疗效。

三七解：《本草纲目》云："三七，气味甘，微苦，温，无毒。主治止血散血定痛，金刃箭伤，跌扑杖疮，血出不止者。捣烂涂，或为末渗之，其血即止。亦主吐血，衄血，下血，血痢，崩中，经水不止，产后恶血不下，血晕血痛，赤目痈肿，虎咬蛇伤诸病。"三七善能止血，又有去瘀生新之能。用之治咳血，吐血，鼻衄，便血，尿血，以及女子崩中，漏血，赤白带下，产后恶露不下，经血不来，因血瘀成癥瘕积聚者及肠痈肺痈等症，无不立效。更治无名肿毒，虫犬咬伤，内连脏腑经络作痛者，外敷内服，奏效尤捷。此药放胆用之，有益无害，诚良药也。

病例 2

肖×，女，40 岁。1988 年 11 月 8 日初诊。

主症：11 月 1 日午后，陡起吐血，量多色红，经注射止血药，吐血暂止。今晨又大口吐出，其色先暗后鲜，伴有胸闷烦热，动则气促，口中腥臭，脘闷纳呆，口干饮冷，大便干结，小便色黄。舌质鲜红，舌苔薄黄，脉弦细数。

处方：当归 15g，生地黄 15g，赤芍 15g，酒大黄 10g，玉竹 12g，黄芩炭 15g，枳壳 15g，黄连炭 5g，麦冬 15g，藕节炭 10g，甘草 3g，蒲黄炭 10g（包煎）。4 剂，水煎服。

二诊：吐血大减，余症依然，守原方去藕节炭，加生石膏 15g，服 4 剂。

三诊：吐血全止，口中腥臭骤退，大便正常。上方连续半月，诸症消失。年后追访，上班工作，未见复发。

按：本例此属肝胃火旺之症。肝胃火亢，灼伤阳络，迫血外溢，则为吐血。故二火为出血之本，咯血为二火之果。火盛未有不伤其阴者，法宜大清肝胃之火，冀求火降血止，拟清阳宁血汤。以地、芍、芩、连、玉竹、麦冬、枳壳、大黄，直折肝胃之火，火降血宁；藕节、蒲黄诸炭凉血止血，特别是蒲黄一味，活血祛瘀，善去离经未出之瘀血，彰其止血与祛瘀同用之法；当归引血归经，甘草调和诸药。若偏胃火亢盛者，加入石膏。选药立方，因果兼顾，吐血大止。

蛔 厥

黄×，女，30岁。1986年5月23日初诊。

主症：近两日来，右上腹、剑突下持续性绞痛，阵发性加剧，并向右肩放射。痛时烦躁呻吟，辗转不宁，头汗如洗，四肢逆冷。发热微寒，恶心呕吐，腹胀纳呆，口干饮冷。小便色黄，大便未行。诊时正值发作，痛不可近。舌质淡红，舌苔白黄，脉弦数。原患"胆道蛔虫病"，虽经两次手术治疗，仍发作频繁。

处方：乌梅15g，黄连5g，黄柏15g，吴茱萸7.5g，党参15g，当归15g，槟榔15g，延胡索15g，雷丸6g，酒大黄10g。2剂，水煎服。

另，黄醋一两（50g），即服。

二诊：恶呕得止，疼痛减轻，纳食稍增，精神转佳，患处触痛明显，小便短黄，大便溏泄。原方加川楝子10g。服2剂。

三诊：疼痛缓解，食纳增加，大便泻止，头晕眼花，口干喜饮，嗳气泛酸，舌苔薄白，脉转弦缓。改投和胃安蛔法。

处方：上方去大黄、雷丸，加薏苡仁15g，陈皮6g，麦芽12g。3剂，水煎服。

四诊：今晨吐蛔，虽未进食，身心舒畅。视诊：舌质淡，舌苔白，脉细缓无力。湿热已化，中焦虚寒，蛔虫不安。拟和胃驱蛔法。

处方：党参15g，白术15g，茯苓12g，法半夏10g，炮姜3g，乌梅12g，川椒10g，使君子10g，槟榔10g，黄连5g，雷丸6g，酒大黄10g。7剂，水煎服。

五诊：连下蛔虫数条，恶呕疼痛均止。拟香砂六君子汤温养脾胃，加川楝、川椒、使君子驱蛔，连服6剂，诸症遂安。

按：蛔厥一证，寒热错杂者恒多，常治以仲景乌梅丸。本例蛔厥，初起却见烦躁钻痛，发热呕吐，汗出肢冷，口干饮冷，溲黄便结，苔黄脉数等一派里实湿热、蛔虫内扰之证。蛔为胃中湿热所化，治宜清化湿热，安蛔止痛。故于乌梅丸内去辛、附、桂、椒、姜之辛热，清除湿热以安蛔，用大黄、雷丸荡实驱蛔，吴茱萸配黄连泻肝和胃，延胡索、槟榔理气止痛。中期，蛔安痛止，胃失和降，原方去大黄、雷丸，加薏苡仁、麦芽、陈皮健脾和胃；厥后证转，中焦虚寒，恐蛔难安，即仿椒梅理中汤意，温中祛寒，加槟榔、雷丸、大黄、使君子杀虫驱蛔，调理善后。

腹 痛

才×，男，42岁。1987年11月12日初诊。

主症：发病半年，小腹绵绵作痛，喜按，便溏，每日2～3次，两腿发沉，头眩痛，倦怠无力，脉沉弦。

处方：枸杞子10g，菊花15g，熟地25g，山药15g，山萸肉15g，丹皮5g，茯苓10g，附子

5g，肉桂 5g，白术 10g，莲子 15g。7 剂，水煎服。

服药后症状减轻，乃以赭石、人参、黄芪、知母、山楂、神曲、麦芽、莱菔子、乳香、没药、木香、榔片、薏苡仁等加减，守服 10 余剂而愈。

按：腹痛之症，有气滞血瘀、寒热虚实、虫痣食水之不同。本例腹痛绵绵，喜按便溏，倦怠无力，属于虚寒作痛，兼有肝肾亏虚。故以杞菊八味丸加白术、莲子调理肠道，治其小腹寒痛，以温补之，则腹痛便溏自愈。

痢　疾

病例 1

张×，女，22 岁。痢疾发病数日，1953 年 7 月 16 日就诊。

主症：痢疾红白相兼，腹痛下坠，胃脘痛，恶心不食，心悸气短，无力，头眩目黑，发热恶寒，自汗，脉滑数。

处方：柴胡 15g，川连 10g，子芩 15g，当归 15g，白芍 15g，木香 8g，榔片 15g，莱菔子 15g，焦楂 8g，乳香 15g，没药 15g，桃仁 10g，红花 10g，地榆炭 15g，槐花 10g，栀子 15g。水煎服。

服药后诸症已愈，唯下痢红白下坠，日十余次；以白头翁、川连、黄柏、秦皮，原方服之而愈。

按：痢疾，古名肠澼，一名滞下，后名痢疾。肠澼者，肠中红肿腐烂生疮也。滞下者，寒火凝结下焦，瘀为浓血，留滞不下，大便虽下，凝滞不快，而寒火交战之力，又逼迫使之下也。里急者，急欲排便，入厕后重，下而不多也。名异实同，形其症状也。是症多得于夏末秋初，或多食瓜果，贪凉取冷，内有积热，复感外因。初得泄痢数次，旋而里急后重，腹痛下痢，或赤或白，或红白相兼，日夜数次、数十次不等。有呕吐者，有发热恶寒者，有寒热往来者，更有噤口痢、休息痢、五色痢等。宜疏通开导，最忌腻补，或收涩过早。各种医书，论之甚详，兹不赘述。是症痢下红白，滞而不快，腹痛，胃脘痛，此乃胃肠已有积热。故以芍药汤之芩、连、栀子等清热，治其肠澼；当归、白芍、槐花、地榆炭、桃仁、红花、乳香、没药活血行瘀，凉血止痛，治其红痢；木香、榔片、莱菔子顺气导滞，治其白痢及里急后重；柴胡舒肝解表，治其发热恶寒自汗；焦楂消导，理肠收敛，治其泄下无度。诸症虽除，但痢疾数次，尚日十余次，乃以白头翁汤治其痢，痢止诸症痊愈。

陈修元云："痢分寒热各相争，张氏伏邪论最精，肠热胃寒标本异，暑过秋至序时更，理中姜克贪凉病，加味黄令郁火清，初病尚轻休语此，只从芍药定权衡。"卢老于痢疾初起，用倪函初治痢之方，以治痢疾，多有获效。

《伤寒论》云："热痢下重者，白头翁汤主之。"《本草纲目》云："黄连气味寒苦，主治热气、目痛眦伤、泣出明目，肠游腹痛下痢，妇人阴中肿疼""黄柏，气味苦寒，主治五脏肠胃中结热，黄疸肠痔，止泄痢，女子漏下赤白，阴肿蚀疮""白头翁，气味苦温……逐血，止腹疼，疗金疮，癥瘕积聚瘿气""秦皮，气味苦寒……除热，目中青翳白膜"。方以柏连之苦寒，治其肠澼，下痢脓血，和白头翁以逐血，止腹痛。白痢伤气赤痢伤血。痢而下红，是伤血也。痢疾未有不腹痛者，故皆治之。白头翁一茎直上，且能升达肝气，清散肝火，不使肝气夹热下迫，以成下重也。秦皮能退青翳白膜，在肠膜中之游污积垢，亦能退之，且能固肠。方中具备清热止痢、舒气固肠之妙。在临床中，用其原方治痢，多数获效。连柏尤为治痢之要药，不可少也。

《医方集解》云：白头翁汤，"此足阳明少阴厥阴药也。白头翁苦寒，能入阳明血分，而凉血止癖。秦皮苦寒性涩，能滋肝益肾，而固下焦。黄连凉心清肝。黄柏泄火补水，并能燥湿止痢而厚肠。取其寒能胜湿，苦能坚肾，涩能断下也。"唐容川云："白头翁一茎直上，四面细叶，茎高尺许，通体白芒，其叶上下亦皆白芒，花微香，味微苦，乃药中秉金性者。能无风动摇，以其得木气之和也。有风不动，以其秉金性之刚之，故用于平木熄风。又其一茎直上，故治下重，使风上达，而不迫注也。"以上二解，可谓详细矣。

病例 2

丁×，男，26 岁。痢疾发病 5 日，于 1953 年 7 月 16 日就诊。

主症：下痢红白，腹痛下坠，不食，下痢日数十次，脉滑数。

处方：川连 10g，子芩 15g，大黄 15g，当归 15g，白芍 15g，木香 10g，厚朴 15g，焦楂 10g，红花 15g，地榆炭 15g，榔片 15g。水煎服。

服药后症状减轻，仍以原方与服而愈。

按：是症痢下红白，日数十次，下坠腹痛，不食，脉滑数；年壮初得，体力未衰。故急以芍药汤治其痢疾，且加大黄，方能奏效。因肝中积热，下迫于肠，故痢下无度，虽痢热不为减，故仍下坠腹痛。治疗痢疾之后重者，使用大黄，多数获效，此通因通用之法也。设疑痢下日数十行，惧而不用，姑息养奸，则病不速愈，变症百出矣。

泄 泻

病例 1

宛×，女，38 岁。泄泻发病 7 个月，1954 年 12 月 19 日就诊。

主症：泄泻日数次，消化不良，胀满肠鸣，无力，脉沉滑。

处方：诃子 10g，米壳 5g，肉豆蔻 5g，当归 15g，肉桂 8g，木香 5g，苍术 10g，白芍 15g，人参 15g，炙甘草 10g，厚朴 15g，枳壳 15g，榔片 15g，茯苓 15g，山药 15g。水煎服。

服药后症状大减，乃以原方 2 剂，丸药 1 剂服之而愈。

按：泄有寒、热、虚、实、气、血、痰、水、虫、积、外感、内伤、不服水土、气候、时疫等之不同，治法亦因之而异。是症久泄责虚，因已发病 7 个月，脉沉滑，无力等症并见。故以养脏汤之诃子、米壳、肉豆蔻收涩固肠，治其滑脱；参、术、山药等补其脾胃之虚；厚朴、枳壳、榔片、木香利气消胀；肉桂以温之，茯苓以利之，炙甘草以和之；当归、白芍理血酸敛，清其肠黏膜之瘀，以加强其吸收之力，而病得愈。后又必以丸药根除之。因汤者荡也，扫荡以尽，适宜于新病。散者散也，散其病邪，免得增加水分，适宜于泄秘者。丸者缓也，因有蜂蜜，能起到润下缓治作用，适宜于久病、痨病、积聚、癥瘕者。

病例 2

黄×，女，29 岁。泄泻发病 7 日，1954 年 1 月 5 日就诊。

主症：泄泻，消化不良，日 4～5 次，小腹凉痛，胀满，气短无力，经血后期，脉沉迟。

处方：人参 15g，白术 15g，干姜 15g，甘草 10g，附子 8g，肉桂 15g，茯苓 10g，猪苓 15g，泽泻 20g，山药 15g，枳壳 15g。水煎服。

服药后诸症已效，唯气短，乃以附子理中散与四苓散合服数次而愈。

按：是证乃属寒泄。因有小腹凉痛，经血后期，脉沉迟等，泄则食入之物，不能吸收以荣养全身，故气短无力。脾与三焦寒盛，故胀满腹凉痛，乃不得阳气之温也。胃肠火衰，不能消化水谷，分泌清浊，故泄非黏垢，而为消化不良也。故以附子理中汤治其脾胃寒泻。理中者，理中焦；附子、肉桂等大辛大热之品兼治其下焦；和之白术、干姜之热，人参、山药之补，以除寒邪、泄利；茯苓、猪苓、泽泻利其有余之水，水除便干，此通而彼塞，枳壳以利气行滞，宽肠除满，通行内外上下，而病即痊愈。新得寒泄者，寒症寒脉，无他兼症，以此法治之，无不应手取效。

病例 3

宛×，女，38 岁。泄泻发病 7 日，1986 年 11 月 16 日初诊。

主症：泄泻日数次，消化不良，胀满肠鸣，无力，舌淡苔白，脉沉滑。

处方：诃子 15g，米壳 5g，白蔻 15g，当归 15g，肉桂 3g，木香 5g，苍术 15g，白芍 15g，人参 15g，炙甘草 10g，厚朴 15g，枳壳 15g，榔片 15g，茯苓 15g，山药 15g。10 剂，水煎服。

服药后症状大减，乃以原方 10 剂而愈。

按：本例久泄责虚，因已发病 7 日，脉沉滑，无力等症并见。故以养脏汤之诃子、米壳、肉蔻收涩固肠，治其滑脱；参、术、山药等补其脾胃之虚；厚朴、枳壳、榔片、木香利气消胀；肉桂以温之，茯苓以利之，甘草以和之；当归、白芍理血酸敛，行其肠黏膜之瘀，以加强其吸收之力，而病得愈。

病例 4

李×，女，27 岁。患"慢性结肠炎"4 年，1986 年 3 月 1 日初诊。

主症：腹痛阵泻，日达 7～8 次，清冷溏稀，完谷不化，头晕嗜睡，肌肉瘦削，少气懒言，舌质嫩红，舌苔薄白，脉迟细弱。

处方：附片 10g，炙甘草 5g，破故纸 15g，炮姜 6g，吴茱萸 10g，肉豆蔻 10g，五味子 10g，党参 15g，白术 15g，生姜 6g，大枣 10g。4 剂，水煎服。

二诊：腹痛得止，泻次减少，日 2～3 次，食纳增进，肢冷渐温，脾肾阳气来复，守原方继服 3 剂。

三诊：仅每日凌晨腹泻 1～2 次，余症均减。但又见头晕目眩，失眠多梦，心悸盗汗。舌质淡，苔薄白，脉细弱不迟。脾肾阳气得振，心脾两虚显露，再进原法，兼养心脾。前方再服 4 剂，另用归脾养心丸 10g，每晚睡前服。

末诊：前法调养月余，大便已转正常。心脾两虚仍存，专以调理心脾善后。

处方：黄芪 15g，炒白术 15g，广木香 10g，党参 15g，茯苓 15g，龙眼肉 10g，酸枣仁 15g，当归 15g，远志 5g，煅牡蛎 15g，炙甘草 10g。复诊 3 次，均守上方，共服 15 剂，诸症消失。

按：本例久泻，正如《素问·至真要大论》云："诸病水液，澄沏清冷，皆属于寒。"证属脾肾阳虚，水谷不化，吸收障碍。《医方集解》云："久泻皆由肾命门火衰，不能专责脾胃。"久泻不仅因脾失健运，且与肾阳不振不能温煦脾阳直接有关。患者初由脾胃虚弱，水谷不化，遂成泄泻，泻久及肾，命门火衰，脾失温煦，以致脾肾阳虚、久泻不止。治当温补脾肾，固涩止泻。拟附子理中汤、四神丸治之。取附子、破故纸温补肾命之阳，党参、白术、吴茱萸温补脾胃之阳，肉蔻、五味子涩肠固脱，生姜、大枣调中和脾。脾肾阳复，滑脱久泻自止。后配服归脾养心丸养心安神，补脾止泻，调治半月，泻止纳增，得以康复。

便　　秘

病例 1

毛×，女，72 岁。1986 年 7 月 16 日初诊。

主症：大便干结，4～5 日一行，头晕耳聋，腹胀隐痛，面、唇、爪、龈淡白无华，舌淡苔薄黄腻，脉沉细。

处方：肉苁蓉 15g，当归 15g，白芍 15g，枳壳 15g，槟榔 15g，酒军 3g（后下），蜂蜜 30g（兑服），合欢皮 10g，谷麦芽 15g，陈皮 6g，荷叶 10g。6 剂，水煎服。

服药后大便稍润，2～3 日一行，头晕减轻，精神稍增。守方加减继服 20 余剂，大便基本恢复正常。

按：本例系血虚津少，大肠缺乏滋润，肠道干涩，糟粕不能下传，而成便秘。血虚精少则头晕耳鸣、面唇爪无华，糟粕内阻则气机不畅而腹胀隐痛。舌淡说明血虚，苔薄黄腻说明郁热内生。治当养血润肠，通畅腑气。取肉苁蓉为君，该药入肾、大肠经，功能补肾益精、润肠通便，临床用于老年虚弱及病后、产后血虚或津液不足之肠燥便秘，效果颇佳。当归、白芍补血以助君药之力。蜂蜜润肠以助便通。酒军、槟榔、陈皮、谷麦芽导滞通便、调畅理气，以使糟粕下行。心主血，血虚每影响心，故入合欢皮养血宁心。诸药皆趋于降，乃取荷叶一味，升发清气以防降之太过，又有生津之功，中药之妙，妙在配伍。荷叶与扁豆、山药之类配伍，则取治泻之力；荷叶与肉苁蓉、当归之品相配，则取清热生津治秘之功。然其升发清气，则功归于一也。

病例 2

邹×，女，74 岁。1988 年 5 月 15 日初诊。

主症：大便秘结 2 周，脘腹痞满，嗳气频作，心烦少寐，舌红无苔，脉沉细小数。

处方：酒军 5g（后下），黄连 7.5g，黄芩 15g，连翘 15g，栀子 10g，竹叶 10g，玄参 15g，生地 15g，麦冬 15g，合欢皮 10g，珍珠母 20g（先下）。6 剂，水煎服。

服药后，便畅痞减，至第 5 剂大便稍稀。遵医嘱去酒军，嗳气减轻，烦躁减轻，但仍少寐。方中去酒军加全瓜蒌 15g，继续 6 剂，病情稳定。

按：老年便秘虽总由气血亏虚，津液不足，但亦有肠胃积热等，此实属真知灼见。观今之医者，有见高年体衰，纵有大实之证，不敢峻涤实邪，每视大黄辈为虎狼之品而鲜加运用，诚当三思。本例乃热邪耗津，津液竭燥，不能下润大肠，于是糟粕痞结，壅塞不通，证属胃肠燥热，阴津已伤。治宜泻热通腑，润燥清热，佐以安神定志。这种实邪盘踞之症，非大黄、黄连、黄芩苦寒泻下不可；又以连翘苦寒，散结而清热；栀子苦寒，清三焦郁火；竹叶甘寒，清热除烦；年老之体，气血本虚，逢热邪更易伤津，故见心烦少寐，舌红无苔，脉沉细小数，便是指征，故投玄参、生地、麦冬滋阴清热；热邪扰心，其人烦躁，而烦又可助热，故合欢皮、珍珠母用之养血镇静。又凡便秘用大黄，得泻下即止，不可过剂，反伤正也。

便　血

病例 1

马×，男，35 岁。发病 7 日，1954 年 3 月 13 日就诊。

主症：大便后下血甚多，左腹痛及肋，痛则胃聚肠鸣，呃逆，矢气则差；小便黄，脉滑数。

处方：槐花 15g，生柏叶 15g，芥穗炭 8g，枳壳 15g，当归 15g，白芍 15g，生地 15g，川芎 5g，乳香 15g，没药 15g，木香 10g，榔片 15g，柴胡 8g，甘草 10g，川断 10g。水煎服。

服药后症状好转，乃以归脾汤、补中益气汤、圣愈汤等加减，守服 4 剂痊愈；药用白术、党参、炙芪、茯神、远志、枣仁、龙眼肉、竹茹、青皮、陈皮、升麻、地榆炭、栀子炭、茯苓、生牡蛎等。

按：便血，有远血、近血之分。先便后血者，谓之远血；先血后便者，谓之近血。其说详见于《金匮要略》。远血，即后世所说肠风下血；近血即脏毒下血或痔疮。远血之来，虽不知何处出血，渗于肠中，无从考验，但以中医之心生血，脾统血，肝藏血，可得知因寒热虚实之故。是症虽有便血，但左肋痛、呃逆，矢气则差，是肝有郁气，不能藏血也。肝脏虽居于右，但行气于左，肺则行气于右。此左右东西、气血功能升降浮沉之理，非以脏器之实质病变而言也。后人以中医原始，不知解剖，误以肝脏在左矣。肝气盛则克脾土，故少腹痛，胃聚肠鸣。肝郁则火，故小便黄便血。方以槐花散合乳没四物汤，以治其便血腹痛；槐花、生柏叶、白芍清热凉血，行瘀止血，当归、川芎、乳香、没药散瘀止痛。木郁则达之，火郁则发之。故以柴胡、木香、芥穗炭、枳壳、榔片开发畅达，舒肝顺气，使肝气不郁，火自不生，血不被扰，碍安其宅，自不下行。复以甘草、川断和中续绝，调药秘胃，诸症自愈。后以归脾汤加减，使血归其心脾；补中益气汤略减，使清气得升，浊气得降，兼数法而行之，故数剂而病痊愈。

病例 2

李×，男，43 岁。发病年余，1955 年 3 月 6 日就诊。

主症：大便后下血，黄水样，腹痛，心烦，心悸，失眠，头眩，气短，脉滑数。

处方：当归 15g，白芍 15g，生地 15g，丹皮 15g，柏子仁 15g，枣仁 10g，栀子 15g，竹茹 15g，槐花 10g，生柏叶 10g，生荷叶 10g，地榆炭 15g。水煎服。

服药后症状部分好转，乃以川连、子芩、连翘、芥穗炭、枳壳、升麻、柴胡等，3 剂服之；服后诸症虽效，但仍大便下血；乃改以归脾汤原方 1 剂，继以黄土汤原方 1 剂服之，病情好转；嘱其照方多服，以愈为度。黄土汤原方：甘草、生地、白术、附子、阿胶、黄芩、灶中黄土（以烧柴者为佳）。水煎服。

按：徐忠可云："下血较吐血，势顺而不逆，此病不在气也，当从腹中求责。故以先便后血，知未便时，气分不动，直至便后努责，然后下血。是内寒不能温脾，脾元不足，不能统血。脾居中土，自下焦而言之，则为远矣。故以附子温肾之阳，又恐过燥，阿胶、地黄壮阴为佐。白术健脾土之气，土得水气则生物。故以黄芩、甘草清热，而以经火之黄土，与脾为类者，引之入脾，使脾得暖气，如冬时地中之阳气，而为发生之本，真妙方也。"是症年余，非药少所能治愈，故必多服药，以愈为度。初以脉见滑数，用清热安神、升提止血之药，诸症已除。后则以黄土汤治其大便下血，是先标而后本也。

病例 3

陈×，女，58 岁。1986 年 10 月 27 日初诊。

主症：素患"痔疾"，大便经常带血。此次发作十余日，血随大便而出，量多色红，日 3~4 次，肛门灼热疼痛。头晕眼花，面色萎黄，神疲乏力，失眠纳少，口渴善饮。近两日来，便后昏倒，汗出如洗，筋骨酸痛，小便色黄。舌质红，舌苔白薄微黄，脉细数无力。

处方：高丽参 5g，黄芪 20g，当归 15g，赤小豆 25g，生地黄 15g，银花 15g，防风 15g，地榆炭 15g，仙鹤草 15g，黄柏炭 15g，白芍 15g，槐花炭 10g，炙甘草 10g。4 剂，水煎服。

二诊：服 1 剂后，便血减少，4 剂后便血全止，大便恢复正常，肛门灼热疼痛消失，因恐复发，又服 2 剂。精神大振，食纳略增，仍面淡黄，面目虚浮，心悸怔忡，头晕眼花等。舌质淡，舌苔薄白，脉细无力。此失血之后，心脾气血两亏之象，拟用归脾汤加麦冬、五味子收功。

按：时常便血，气阴固然不足，特别是便后晕厥，气阴亏极，有立脱之势。前人谓治血必先治气，拟补气止血是为正当。然便血色红，肛门灼痛，溲黄苔黄，脉数等，又为血分湿热之象。《金匮要略》云："下血，先血后便，此近血也，赤小豆当归散主之。"所谓近血，多属肛门、直肠等出血性疾患，从赤小豆当归散之清热利湿、活血行瘀的功效来看，说明痔疮下血，多由湿热侵袭血分，损伤阴络，迫血下行而成。本例从脉证分析，虚实夹杂，本虚标实。证属血热灼伤阴络，专投补气摄血，则湿热难清，单纯清利湿热，又恐重伤气阴，血便难止。宜防虚脱，急投补气摄血，凉血止血，拟赤小豆当归散加味。故用赤小豆当归散加银花、生地、地榆炭等清利湿热、凉血止血、活血行瘀以治标；高丽参、黄芪、白芍补气摄血以顾本。如此标本兼顾，补不碍邪，攻不伤正，自能血止。本案清凉兼补，虽从《金匮要略》脱化而来，而加减之处，匠心别具，正是善于运用经方之处。

积　　聚

病例 1

蒋×，女，20 岁。积聚发病 2 个月，加重数日，1954 年 6 月 13 日就诊。

主症：左小腹卵巢部起一积块，坚硬如石，大如鹅卵，红肿热痛，拒按；得之产后，发热自汗，腰及四肢痛，大便燥带血，脉弦数。

处方：当归 15g，白芍 15g，生地 15g，川芎 5g，乳香 20g，没药 20g，丹皮 15g，大黄 15g，延胡索 15g，五灵脂 15g，桃仁 15g，红花 10g，槐花 15g，生柏叶 15g，玄参 15g，麦冬 15g，生姜 5g。水煎服。

服药数剂后症状减轻，乃以陈皮、半夏、茯苓、甘草、枳壳、竹茹、龟板、鳖甲、白茅根、青皮、地骨皮、三棱、莪术、桂枝、乌药、刘寄奴、芦根、柴胡、党参、黄芪、知母、木香、槟榔片、焦楂、干姜、黄芩、丹参、香附、厚朴、三仙、莱菔子、代赭石、郁金、枇杷叶、白术、鸡内金、木通、赤芍、川连、百合、熟地、川贝、桔梗、桑叶、薄荷、竹叶、生石膏、金银花、连翘、杏仁等加减，守服数十剂，针8次，积块消失，诸症痊愈。

针刺取穴：天枢，外陵，大巨，水道，归来，足三里，行间，肝俞，曲骨，中极，关元，气海，大横，腹结，章门，代脉，大赫，气穴，四满，肾俞，八髎，委中，内关，阳陵泉，太冲，内庭，脾胃俞，膻中等。轮换取穴，行针30分钟。

按：《内经》云："大积大聚，其可犯也，衰其大半而止。"各家医书都记载有"积聚"一门，及其治疗大法与方药医案等。积为脏病，脏有五，聚为腑病，腑有六，故又有五积六聚之名。《医宗金鉴》记载五积：肥气、伏梁、痞气、息贲、奔豚；六聚：孙络、缓筋、募原、膂筋、肠后、输脉；七症：蛟、蛇、鳖、肉、发、虱、米。八瘕：青、黄、燥、血、脂、狐、蛇、鳖。还有肠覃、石瘕、疝、癖等名称。治疗大法，"坚者削之"，胃强体壮之人可用。若攻虚人，须兼补药，或一攻三补，或五补一攻，攻邪而不伤正，养正而不助邪。如鳖甲煎丸、化癥回生丹等。在药物之中，有很多能治癥瘕积聚之品，但对症用药，方能取效。是症得之产后，痛仅两个月，即发展很快，大如鹅卵，红肿热痛，此属血瘀为患。加之年轻力壮，体尚未虚，故以桃红乳没四物汤，加延胡索、五灵脂、丹皮，以破血行瘀、通经止痛；大黄入于破血逐瘀药中，增大其攻下之力，且治便燥之血流于肠。发热者，乃血瘀于经之发热，非外感之发热也。瘀去则发热自止。自汗、便燥、脉数，乃内已有热，故用柏叶、麦冬、玄参、槐花清凉滋润；生姜入于清凉逐瘀药中，行其辛散串行之力，以为反佐。故服药之后，病块渐软，逐渐缩小。后以行气活血、消积软坚、补虚清热，且杂以温通之法治之。复加以针刺，通行经络，助正祛邪，疏理气血，较之单纯服药者，其力尤速。

病例2

宋×，男，37岁。积聚发病已20余年，1954年8月22日就诊。

主症：胃脘积块至脐下，痛胀，腰痛腿酸，睾丸凉痒拘挛，脉沉弦。

处方：当归15g，丹参15g，乳香15g，没药15g，三仙15g，莱菔子15g，鸡内金10g，木香8g，榔片15g，厚朴15g，枳壳15g，杜仲炭15g，肉苁蓉10g，细辛8g，附子3g，白芍15g，白豆蔻8g，砂仁8g，苍术15g，甘草5g，陈皮15g。水煎服。

服药后症状减轻，乃以陈皮、半夏、茯苓、木通、炙芪、三棱、莪术、龟板、鳖甲、青皮、肉桂、草果仁等加减，汤药数十剂，丸药1料服之，则疼痛减轻，积块渐小，嘱以丸药久服，方克有济。

配合针刺，取穴：三脘，足三里，天枢，关元，气海，肾俞，脾俞，外陵，三阴交，石门，犊鼻，阴陵，阳陵。轮流取穴。

按：睾丸凉痒拘挛、腰腿痛、脉沉弦、胃脘积块，属于寒证。故以活络效灵丹加砂仁、白豆蔻、苍术暖胃中之寒，通络活血，散瘀止痛；木香、榔片、厚朴、枳壳、陈皮顺气消胀；三仙、莱菔子、鸡内金消磨化积；肉苁蓉、杜仲炭补肾添精；细辛、附子温肾去寒，白芍活血去症，甘草和中调药。后则以软坚破积、行气活血、温肾去寒之法服之，而症状减轻，积块渐小。

张锡纯《医学衷中参西录·鸡内金解》云："鸡内金，鸡之脾胃也……故其味酸而性微温，中有瓷、石、铜、铁，皆能消化，其善化瘀积可知……不但能消脾胃之积，无论脏腑何处有积，鸡内金皆能消之。是以男子疝癖，女子癥瘕，久久服之，皆能治愈。又凡虚劳之症，其经络多瘀滞，加鸡内金于滋补药中，以化其经络之瘀滞，而病始可愈。至于治室女月信一次未见著，尤为要药。盖以其能助归芍以通经，又能助健补脾胃之药，多进饮食以生血也。"其医案用生鸡内金和其他药中，治积聚癥瘕者数例，可详观之。

心 悸

病例 1

吴×，男，46 岁。心悸发病 2 个月，1953 年 4 月 8 日就诊。

主症：心悸不安，气短无力，失眠烦躁，咳嗽吐白痰，泄泻，脉结代。

处方：炙甘草 50g，桂枝 10g，党参 15g，生地 50g，贡胶 8g，麦冬 20g，麻子仁 15g，生姜 15g，大枣 20g。水煎服。

服药数剂后，心悸气短无力已减，乃以原方治其心脏，兼以止咳化痰之法，治其咳嗽，而临床显效。

按：脉见结代，合乎现代医学之心律不齐，加以心悸气短无力，是心脏已病矣。心主血脉，心病则血液不能正常运行于管道，时而停止，止后复来，故见结代。血不养心，心供血不足，则悸动不安。血不足于肺，则气短；不足于身则无力。《伤寒论》云："伤寒脉结代，心动悸，炙甘草汤主之。"动者，心房颤动也。悸者，跳动不安也。虽病伤寒，仍以治其心脏病为主，以炙甘草汤治之。方用桂枝、甘草、生姜、大枣、党参以补心安神，宣通心中之阳；生地、贡胶、麦冬、麻子仁生津养液，以补心中之阴。阴阳调和，脉结代、心悸气短无力自愈。后以此方治冠心病、心律不齐者，往往获效。

病例 2

邹×，女，20 岁。1989 年 10 月 22 日初诊。

主症：心悸心烦，胸背闷胀，针刺样痛，神疲乏力，失眠多梦，自汗盗汗，劳累尤甚，渴不欲饮，舌尖紫黑瘀点，舌苔少，脉弦细而结。

处方：黄芪 25g，党参 15g，丹参 15g，酸枣仁 15g，玄参 15g，麦冬 15g，远志 15g，五味子 15g，当归 15g，生地黄 15g，茯苓 15g，乳香 10g（包煎），没药 10g。

二、三诊：又服上方 12 剂。

四诊：上症明显减轻。不慎着凉，微恶风寒，头痛鼻塞，咳嗽吐痰。脉弦细而结。仍宗前法，配以扶正解表，前方继服 4 剂。

五诊：表解咳止，胸闷心悸，刺痛等症继续减轻，余症好转，舌尖瘀点淡红，脉细稍数而不结。仍续原方 10 剂。

六诊：药后病除，余无不适，仍以前方，调理半月，日益康复，坚持工作。

按：本案用方，即天王补心丹去天冬、柏仁，加黄芪、乳、没而成。《医方集解》注云："以生地、玄参补水制火，丹参、当归生心血。人参、茯苓益心气，人参合麦冬、五味，又为生脉散，盖心主血脉，肺为心之华盖而朝百脉……麦冬滋水润燥，远志、枣仁养心安神，枣仁、五味酸以收之，又以敛心气之耗散也，桔梗入心，泻热而重宁神。"患者神疲汗出，加黄芪固表益气；舌尖瘀点、脉结、胸痛乃心血瘀阻之象，加乳香、没药化瘀通滞。诸药相辅，益气养阴，活血通瘀，投之本案，适中病情，收效显著。

胸 痹 心 痛

病例 1

王×，男，20 岁。胸痹心痛发病年余，1954 年 6 月 19 日就诊。

主症：心悸气短无力，右胁痛，心绞痛，波及二乳，脉沉。

处方：栀子 15g，朱砂 10g，柏子仁 15g，当归 15g，生地 15g，二冬 30g，酸枣仁 10g，远志 15g，丹参 15g，党参 15g，玄参 15g，桔梗 15g，茯苓 15g，五味子 15g，乳香 15g，没药 15g，炙芪 15g，生桑皮 15g，鹿角霜 10g，青皮 10g，共为蜜丸。每次 1 丸，日 3 次服之。

服后症状显效，乃于原方去栀子，加菖蒲、熟地、白芍、茯神等，丸药 1 料，服之而愈。

按：是症心脏有病，而兼有心绞痛。心绞痛之症，有寒热虚实，气滞血瘀之分。古之心痛有九种，又云"旦发夕死，夕发旦死，手足青至节不治，属于真心痛"。后则往往与胃痛、胸痛相混。胃在膈下，有饥饱时则痛，或兼胀满、嘈杂、吞酸等一系列之胃病症状。心居膈上，必兼有心悸无力气短，浮肿，劳动则甚，脉见结代，或过速过缓。心脏病兼胸痛放散者或刺痛者，则应考虑心绞痛之症。故《金匮要略》胸痹心痛短气脉症并例。是症乃属心阴虚型者，故以补心丹，补心阴之虚；乳香、没药散瘀止痛；鹿角霜、青皮顺气活血，通经行络；炙芪、生桑皮补周身之气，气充则血运无阻。继用朱砂以镇心安神；栀子以治心烦。同为心脏病，而青年与老年治当有别，必审其因而调之。故服药之后，诸症痊愈。

病例 2

吴×，女，58 岁。1987 年 8 月 24 日初诊。

主症：5 年来，心胸满闷，左胸前区隐痛阵阵，头晕耳鸣，心烦少寐，大便干燥，舌暗红苔薄黄，脉沉细而弦。

处方：旋覆花 10g（包煎），广郁金 15g，香附 15g，川芎 15g，丹参 15g，炒枣仁 15g，合欢皮 15g，生石决明 15g（先煎），夏枯草 15g，赤白芍各 15g，全瓜蒌 20g。6 剂，水煎服。

服药后胸闷心痛减轻，头晕耳鸣，心烦少寐缓解，大便畅通。仍守主法，以行气活血为主，去平肝潜阳之品，入金铃子、三七粉，并在以后方中，加减出入如柴胡、延胡索、苏荷梗、陈皮、枳壳、半夏等，又治 3 月余，胸闷心痛大愈。

按：《临证指南医案》指出，胸痹心痛的发生与"清阳失旷，气机不降"有关，又云："胸痹因怒而致，痰气凝结。"本证属气滞血瘀，兼有肝火。因肝气郁滞，气滞日久，血不流畅，心络闭塞，发生心痛，其人心胸满闷，是气滞于胸也；心烦少寐，是气郁化火也；大便干燥，是火劫肠津也；疼痛部位固定、舌暗，为血瘀之象；头晕耳鸣，为肝阳上亢之象；舌红、苔薄黄、脉沉细弦，均说明内有邪热、气滞、血瘀。治当开胸理气，平肝潜阳，安神定志。方中旋覆花、广郁金、香附、川芎、丹参理气活血定痛；生石决明、夏枯草、赤白芍清热平肝潜阳；炒枣仁、合欢皮养心安神；全瓜蒌清热润肠通便；又旋覆花、广郁金为宽胸理气之要药。旋覆花苦辛微温，归肺脾胃大肠经，功效消痰利水，降气止呕；郁金辛苦寒，归心肝胆经，功效祛瘀止痛，行气解郁，凉血清心利胆。二药合用，旋覆花降气，郁金行气；旋覆花消痰，郁金祛瘀，合二为一，并行五脏，气血为之行，痰瘀为之消。

病例 3

赵×，女，58 岁。1987 年 11 月 8 日初诊。

主症：心痛逾年，反复不已，昨日气候阴冷，外出迎寒，致绞痛又作，达 8 次，每次持续数秒至 5 分钟，痛时全身颤抖，胸闷憋气，有 2 次心痛彻背，冷汗出。舌暗苔薄白，脉细小紧。

处方：桂枝 10g，薤白 15g，干姜 15g，丹参 15g，三七粉（冲）3g，川芎 15g，金铃子 15g，延胡索 15g，旋覆花 10g（包煎），广郁金 15g，葛根 15g。6 剂，水煎服。

服药 1 剂后，心痛始缓；6 剂后，心痛大愈。乃于方中去干姜，入全瓜蒌 15g。继服 20 余剂，未见心痛发作。唯有时仍感胸闷不舒，乃嘱其注意保健，预防为主。

按：《素问·举痛论》曰："经脉流行不止，环周不休。寒气入经而稽迟，泣而不行。客于脉外则血少，客于脉中则气不通，故卒然而痛。"经文对分析本例心痛病机颇为精当。其人素有心疾，复因迎寒，寒气入侵；诸阳受气于胸，心阳不振，寒内自生，故两寒相合，病发疾猛。心为君主之官，主不安则下危，故发则全身颤抖；胸阳不通，则胸闷憋气；心脉不通，则心痛彻背；舌暗为有瘀，苔白、脉细小紧为寒凝之象。证属寒邪凝滞，心脉不通，治当祛寒宣痹。方设桂枝、薤白、干姜温阳通阳；丹参、三七、川芎、金铃子、延胡索理气活血止痛；旋覆花、广郁金宽胸理气；葛根升发阳气，以助阳复，故获良效。

眩　晕

病例 1

朝×，女，48 岁。1986 年 6 月 5 日初诊。

主症：眩晕头痛，五心烦热，失眠多梦，大便滞下，脉沉滑。血压 160/110mmHg。

处方：天麻 10g，川牛膝 15g，石决明 15g，龙齿 15g，生地 25g，玄参 25g，天冬 25g，炒枣仁 15g，柏子仁 15g，当归 15g，茯苓 25g，远志 15g。水煎服。

服药数剂后，临床痊愈。

按：此证属于肝阳上亢。肝胆之火，不能下交于肾，使之潜藏，则必上冲于头目，而为之眩。《伤寒论》云："少阳之为病，口苦咽干目眩也。"肝其荣爪也，其主筋也，消耗津液，不充于心身，故五心烦热。又云"肝藏魂"，醒则魂寓于目，卧则魂藏于肝。阴虚则目不暝，故失眠梦多。肝失疏泄，则大便滞下。故以生地、玄参、天冬滋阴生水，以制肝胆之火；枣仁、柏子仁、当归、白芍、茯苓活血安神、补血养心；石决明、龙齿镇肝潜阳；天麻、川牛膝通经活络，由上下行。综合滋阴生水、补血养心、镇肝潜阳、通行经络之效而症状痊愈。

病例 2

张×，男，56 岁。1988 年 3 月 1 日初诊。

主症：眩晕 6 年，加重 10 日，动则加剧，劳累则发，神疲懒言，气短声低，大便溏薄，便意难尽，便后晕甚，咽干而痛，舌淡红体胖边有齿痕，苔薄黄，脉沉细少力。原罹溃疡，胃已切除大部。血压 90/50mmHg。

处方：黄芪 20g，党参 15g，升麻 15g，柴胡 15g，扁豆 15g，山药 15g，陈皮 10g，枳壳 15g，葛根 15g，玄参 15g，生地 15g。6 剂，水煎服。

服药后眩晕减轻，血压 100/60mmHg。守法依方加减，继服 30 余剂，头晕大减，诸症改善，血压恢复至正常范围。

按：本证属中气下陷，清阳不升。大便溏薄，便后晕甚，为辨证要点。脾气不足，湿阻不化，下趋大肠则为便溏；中气下陷，升举无力则为便意难尽，清阳不升，脑窍失聪，则为便后晕甚。治当升阳举陷。方中黄芪、党参、升麻、柴胡补中气，升阳举陷；扁豆、山药健脾止泻，固护中气；陈皮、枳壳行气和胃，又可防升之太过；葛根升清止泻。然何故用玄参、生地？此因其人咽干而痛，舌红，苔薄黄，为阳损及阴，阴津不足之象，故用两药滋阴降火。

病例 3

张×，男，65 岁。1987 年 8 月 24 日初诊。

主症：4 年来，反复头晕眼花，目涩耳鸣，腰膝酸软，咽干微咳，烦热形瘦，舌嫩红少苔，脉细小数。

处方：冬青子 15g，旱莲草 15g，潼蒺藜 15g，枸杞子 15g，茺蔚子 15g，决明子 15g，生石决明 20g（先煎），菊花 15g，钩藤 15g，桑叶 10g，赤芍 6g。6 剂，水煎服。

服药后头晕眼花减轻，目涩好转，腰酸、咽干、烦热稍缓解，舌嫩红，苔薄白边少苔，脉沉细等。守原义，原方药味略有出入，继服 20 余剂，诸症大愈。

按：本例证属肝肾阴亏，虚阳上扰。由于肝肾精血不足，阴液亏虚，故头晕眼花，目涩耳鸣，腰膝酸软；木火刑金，故烦热形瘦，舌嫩红少苔，脉细小数。高年之人，肝肾阴亏之体，虚风内动不可不防，故治宜补益肝肾，且须潜阳熄风。

方设冬青子、旱莲草、潼蒺藜、枸杞子、茺蔚子、决明子益肝肾之精，降虚火，明目窍；生石决明、菊花、钩藤潜阳平肝熄风；桑叶清泄肺肝之热，又以明目；赤芍苦微寒，入肝经，《药品化义》谓其能"泻肝火"，又有凉血行瘀之效，于此则凉血以防虚热动血，行瘀以防热邪煎熬津液成瘀。

头　痛

病例 1

张×，女，63 岁。1986 年 6 月 2 日初诊。

主症：头痛而眩，两侧为重，时作筋瘈，目涩而热，心烦口苦，舌红少苔，脉弦细。

处方：生石决明 30g（先煎），天麻 15g，菊花 15g，夏枯草 15g，益母草 15g，钩藤 15g，白蒺藜 15g，蔓荆子 15g，川芎 15g，藁本 15g，牛膝 15g。6 剂，水煎服。

二诊：两侧头痛减轻，筋瘈减轻，但胁痛胃痞，舌红苔薄黄，脉细弦。处方：生石决明 20g（先煎），菊花 15g，木贼草 15g，白蒺藜 10g，白芍 15g，枳壳 15g，延胡索 15g，金铃子 15g，川芎 15g，苏梗 15g，柴胡 15g。6 剂，水煎服。

按：本例证属肝阳上亢，扰动清窍。由于肝体不足，肝用有余，风阳循经上扰清窍，故头痛而眩，时作筋挛，以两侧为甚；肝火扰心，则心烦；肝火扰胆，胆汁入胃，随胃气上逆而为口苦；舌红少苔，脉弦细为肝火偏亢之象。治当平肝潜阳，故方中石决明潜阳；天麻、钩藤、白蒺藜平肝熄风；夏枯草、菊花平肝清热；牛膝引热下行；热邪每易煎熬津液致血行瘀滞，益母草既可祛瘀而防其滞，又可利尿使邪热有出路；又妙在蔓荆子、川芎、藁本三味，皆属风药，其机理诚如李中梓《医宗必读·头痛》曰："头痛自有多因，而古方每用风药者何也？高巅之上，唯风可到，味之薄者，阴中之阳，自地升天者也。"

病例 2

李×，男，66 岁。1988 年 3 月 4 日初诊。

主症：左侧头痛，以巅顶为甚，反复发作半年余，心烦口苦，胁胀不舒，面色灰暗，舌暗红，苔薄黄，脉弦细小涩。

处方：柴胡 15g，白芍 15g，川芎 15g，地龙 15g，香附 15g，金铃子 15g，延胡索 15g，菊花 15g，生石决明 20g（先煎），钩藤 15g，生龙牡 20g（先煎）。6 剂，水煎服。

服药后头痛减缓，胁胀稍缓，余症仍故。守法于药味加减调配，又治月余，头痛大愈。

按：本例偏头痛，证属气血失调，热扰于上。头痛居左，左为阳，右为阴，气血阴阳失调，而以气失调为主者，乃见左侧疼痛为甚；其人巅顶痛，胁胀不舒，脉弦，知气不调者，乃肝气不调也；面灰暗，舌暗，脉细小涩，知血不调者，乃血虚血瘀也；心烦口苦，苔薄黄，知有热也；气机不舒，血行不畅，血虚阳亢，阳热扰上。治当调和气血，清热潜阳。方中柴胡、白芍、川芎、地龙、香附、金铃子、延胡索调理气血，行肝郁，散血滞；白芍又可补血虚，菊花、生石决明、钩藤、生龙牡清肝热，潜肝阳；钩藤又可熄风以防热极动风。

病例 3

蔡×，女，28 岁。1986 年 1 月 9 日初诊。

主症：2 年来前额头痛，阵发性抽掣，近来加重，每痛一次，持续二、三小时，甚至几天不停，恶风畏冷，前额灼热，不欲睁眼，大便干结，舌质淡红，舌苔薄白，脉浮弦数。

处方：升麻 15g，粉葛根 15g，白芍 15g，白芷 15g，黄芩 15g，甘草 10g，防风 15g，薄荷 5g，僵蚕 6g，荆芥穗 15g，花粉 15g。5 剂，水煎服。

二诊：诸症减轻，昨晚头痛虽作，仅持续 30 分钟即止。仍觉畏风，前额发热。舌脉如前。原方加减再进。

处方：升麻 15g，粉葛根 15g，白芍 15g，白芷 15g，花粉 15g，黄芩 15g，甘草 10g，僵蚕 6g，薄荷 5g，白蒺藜 15g，防风 15g，黄芪 15g。5 剂，水煎服。

三诊：脉转弦数，恶风已止，大便不干，轻微头痛两次，时间甚短，舌苔薄白，仍宗前方，加益气固表之品。

末诊：头痛痊愈，仍上方 5 剂，巩固疗效。

按：此为阳明风火头痛。前额为阳明经脉所属，前额头痛，反复发作，经久不愈，证属阳明头痛，乃因胃阳抑郁，气血不能上行，阳明经脉空虚，风火乘应侵扰，以致经脉挛急，气血不通。治宜升举阳明，疏风清火，方拟加味升麻葛根汤。《珍珠囊》云："升麻宣发腠理之阳，而举脾胃之郁结。"《用药法象》指出："粉葛其气轻浮，鼓舞胃气上行。"故以升麻、葛根为主，配入白芍、黄芩、花粉、甘草，升举阳明经气，清散阳明风火；再加芥穗、防风、僵蚕、薄荷，加重疏散之力。本方治疗阳明风火头痛，投之即中，确系佳方。阳明经脉空虚，服药则风邪易散，停药则风邪又袭，所以本病反复不愈也。二诊配入黄芪，三诊再配玉屏风散固护肌表，充实阳明脉络，使风邪无机可乘，头痛自除。

中 风

病例 1

陈×，男，58 岁。1989 年 8 月 27 日初诊。

素有烟酒嗜好，患高血压 9 年。该月 19 日生气后，突然剧烈头痛，继而言语不清，左半身活动障碍，手不能握，腿不能行，近 8 日来心烦口苦，腹胀纳差，大便溏泄，小便频数，尿色深黄，大便失禁。舌质红，舌苔黄腻且厚，脉弦滑，血压 150/110mmHg。

处方：黄连 10g，黄芩 15g，竹茹 10g，枳壳 15g，茯苓 15g，陈皮 15g，甘草 15g，法半夏 10g，薏苡仁 20g，丹参 15g，厚朴 10g，石菖蒲 15g，地龙 15g。6 剂，水煎服。

二诊：左侧肢体稍觉有力，语言謇涩，口苦心烦，二便依然，舌苔黄厚，中心灰黑。此湿浊甚重，原方去地龙、厚朴，加藿香 15g，佩兰 15g。继进 4 剂。

三诊：精神转，左上肢运动灵活，下肢亦觉有力，并能扶杖慢步，言语涩滞，头晕口苦，渴不欲饮，纳差便溏，溲频色黄，苔仍黑黄厚腻，脉仍弦滑，此湿浊仍重，胶固难化，原方加二妙散，再服 4 剂。

四诊：病情继续减轻，语言稍清晰，左上肢握力增加，步履稳健，能独自前来就诊。食纳增加，二便同前，苔、脉未变。血压正常。此湿热纠缠，痰浊胶结，再宗原方加减。

处方：黄芩 15g，黄柏 15g，苍术 15g，法半夏 10g，竹茹 6g，陈皮 6g，枳壳 15g，石菖蒲 15g，藿香 15g，佩兰 15g，茯苓 15g，薏苡仁 20g，甘草 10g。4 剂，水煎服。

五诊：活动自如，言语清晰，舌苔已退，脉弦稍滑。仅有头晕，记忆力下降，恐湿浊未尽，宗上方去黄柏、苍术，继服 4 剂。

此后连续就诊 4 次，共服上方 16 剂，肢体活动正常，临床获愈。

按：朱丹溪谓："东南气温而地多湿，有风病者非风也，皆湿土生痰，痰生火，火生风耳。"本例患者素喜饮酒，酒性多湿，湿热蕴结，久酿成痰，化火生风，瘀阻脉络，一遇万一，则发偏枯，与丹溪之论相结合。法当清热燥湿，祛痰通络，拟芩连温胆汤加味，芩、连苦寒清热燥湿，藿香、佩兰、厚朴、菖蒲化浊开窍；丹参、地龙活血通络；薏苡仁健脾渗湿，诸药并剂，使湿热得清，痰浊得除，火平风熄。后因苔转黑黄厚腻，仍因湿热痰浊熏蒸于舌所致，故以温胆汤合二妙散加味，意在使湿热痰浊从三焦分化，药后果验，黑苔骤退，病情好转。可见中风偏瘫，确有因于湿热痰火化风、瘀阻脉络者。

病例 2

李×，男，65 岁。1988 年 6 月 10 日初诊。

主症：经常头痛头晕，2 个月前偶然左侧肢体麻木，步履艰难，活动不利，口角右歪，时流涎沫，舌强语謇，神疲体瘦，饮水下咽，如有梗塞。经某医院检查，诊断为"脑血栓形成"，投化痰通络之温胆汤，不应，继从肝风论治，亦无效。诊时血压 130/80mmHg，脉浮细，舌淡红，苔薄白。

处方：黄芪 30g，赤芍 15g，红花 15g，当归尾 15g，地龙 15g，桑枝 15g，木瓜 12g，鸡血藤 15g，牛膝 15g，薏苡仁 25g，三七粉 15g（冲服），乳香、没药各 6g。12 剂，水煎服。

二诊：左侧肢体觉温，肿胀消退，稍能活动，流涎亦少。仍见口角㖞斜，舌謇语涩。原方黄芪加至35g。20剂，水煎服。

三诊：左手能握，扶杖可行，流涎全止，言语清晰，步履如常，诸症消失。

按：中风之因，河间主火，丹溪主痰，东垣主气虚。景岳指出"本皆内伤积损颓败而然"，王清任更有发挥，悟出气血亏损，脉络空虚，瘀血阻滞，独创补气活血化瘀。本例患者病前虽有血压增高，病后血压反而下降，自不宜从肝论治，乃气虚不能固津，亦不能帅血，故有痰湿上泛，脉络瘀阻。仿王清任补气活血、化瘀通络法。用补阳还五汤化裁，重用黄芪补气，加速血行之力；当归尾、赤芍、红花、地龙、牛膝、乳没、三七、鸡血藤化瘀行滞，扫除血行障碍；木瓜、桑枝、薏苡仁舒筋通络。全方共奏补气行血、化瘀通络之功，连服数十剂而收显效，说明王氏之论确切。但方中必须以黄芪为主药，用量宜重，否则就难以达到补气帅血、活血祛瘀之目的。本例初期黄芪用30g，递增至35g，当是临床用药之独见耳。

病例3

黄×，男，48岁。1988年1月18日初诊。

主症：8天前，右侧头部突然晕痛，右面部、舌尖麻木，眼睑拘急，牵引，闭合失灵，口角右歪，致流涎，且有食物溢出，语言謇涩，大便稍结。舌淡红，苔薄白，脉弦细。1985年曾有类似发作。

此系太阳、阳明脉络空虚，风痰乘虚侵袭而成。治以搜风祛邪，化痰通络，拟牵正散合川芎茶调散加减。

处方：白附子10g，僵蚕6g，全蝎1.5g，川芎15g，荆芥15g，防风15g，白芷15g，羌活15g，薄荷6g，钩藤15g，甘草3g，蒺藜15g，细辛3g。6剂，水煎服。

二诊：眼睑挛急，牵引减轻，稍能闭合，口角流涎减少，舌、脉如上。治法不变，前方继服6剂。

三诊：眼已能闭合，口角已不㖞斜，亦不流涎，面部知觉恢复。近日来，左眼睑及颧部肌肉又感跳动。恐病复发而就诊。此为太阳、阳明脉络空虚，余邪未尽，治宜益气血以充脉络，疏风痰以却余邪，拟玉屏风散合牵正散加味。

处方：黄芪15g，防风15g，白术15g，白僵蚕5g，白芷15g，薄荷3g，全蝎1.5g，白附子6g，钩藤15g，甘草3g，细辛3g。服5剂。

四诊：药后面肌跳动立止，余无异常，嘱再服5剂，以资巩固。

按：本例单见口眼㖞斜、言謇流涎、面舌麻木等症，乃由太阳、阳明经脉空虚，腠理不固，风邪乘虚而入，引动痰浊，阻滞脉络，发生牵引挛急所致，属中风之邪中经络。《金匮要略》之"中络则口眼㖞斜"，即此病。《内经》云"邪之所凑，其气必虚"。足阳明之脉挟口环唇，上面颊至目下；足太阳之脉起于目内眦，二经脉络一虚，痰浊内蓄，风邪易袭，此为本病之发病机理。故初诊用牵正散化痰通络，镇痉缓急，合川芎茶调散加钩藤、蒺藜祛风搜表，以补太阳、阳明脉络，再合牵正散加味祛风痰而却余邪，此标本兼顾，使补不滞邪，攻不伤正，病获痊愈。

厥 证

向×，女，51岁。1986年10月6日初诊。

主症：近8个月来，每月突发晕倒2～3次，咽干甚，唾液难以下咽。面色苍白，口唇无华，舌红苔黄，脉弦细小数。

处方：黄精 15g，当归 15g，白芍 15g，旱莲草 15g，枸杞子 10g，益母草 15g，冬青子 10g，桑白皮 10g，菊花 10g，石斛 10g，生石决明 20g（先煎）。6 剂，水煎服。

服药后咽干好转，口唇稍转润，脉沉细无数，舌红苔黄。服药间，厥证未发，继守方义，于药味出入服用 20 余剂，精神大振，无厥发生。随访 3 个月，病情一直稳定。

按：夫厥者，气厥、血厥、痰厥、食厥等诸般不同。血厥又有虚实不同：实者由肝阳上亢，气血上壅，清窍不利；虚者因血少气亏，清窍失荣。本例属血厥，证属阴津不足，血不上荣，可见面色苍白，口唇无华系血虚不荣；咽干、唾液难以下咽，乃肝亏火旺；舌红苔黄属热夹痰，脉弦细小数为阴虚内热及肝经热盛；其本质在阴血不足。《景岳全书·厥逆》谓："盖厥者……即气血败乱之谓也。"这里的一"败"一"乱"，画龙点睛地道出本病的主要病机所在。治疗则抓住这两点。治当补养阴血，清热平肝。是故方中用黄精、当归、白芍、枸杞子、旱莲草补血添精，旱莲草又可清热凉血，黄精又能补气；冬青子甘苦凉，入肝肾，功能如《本草求真》谓"补肝强筋，补肾健骨"；桑白皮清化痰热；石斛益胃生津，养阴清热；菊花、石决明平肝潜阳。补其不足，损其有余，令其血气，各守其乡，故能痊愈。

癫　狂

病例 1

刘×，女，13 岁。1953 年 2 月 26 日就诊。

主症：因 1 个月前生气得之。语言失常，心烦满，脉沉涩。

处方：桃仁 10g，香附 15g，青皮 15g，半夏 10g，木通 15g，陈皮 15g，柴胡 10g，大腹皮 15g，赤芍 15g，生桑皮 5g，苏子 5g，甘草 10g。水煎服。

服药数剂后，症状减轻，乃以镇静安神、清热除痰、活血顺气、开心通窍之药，汤散相兼，服之而愈。

按：癫狂为神志病，极难治疗，初起轻者，尚较易治。经有言癫狂疾者，又言癫疾为狂者，是癫狂为兼病也，邪气入于阴者癫。盖癫疾始发，意志不乐，甚则精神呆痴，言语不论，而睡如平时，以邪并于阴也。狂疾始发，多怒不卧，甚则凶狂欲杀，目直骂詈，不识亲疏，而夜多不卧，以邪并于阳也。《内经》云："癫疾始生，先不乐，头重疼，视举耳赤，烦心……引口啼呼喘悸，反僵，因而脊疼。治癫疾者，常与之居，察其所当取之处，病至视之，有过者泻之……狂始者，少卧不饥，自高贤也，自辨智也，自尊贵也，善骂詈，日夜不休……狂言惊善笑，好歌乐，妄行不休者，得之大恐。目妄见，耳妄闻，多食，善笑而不发于外者，得之有所大喜。病甚则弃衣而走，登高而歌，或至不食数日，逾垣上屋，所上之处，皆非其素所能也，病反能者。"以上仅举数例，说明得病原因不同及其治疗大法。是症语言失常，因气得之；故予王清任之癫狂梦醒汤。方以香附、青皮、陈皮、半夏、苏子降气除痰；赤芍、桃仁活血行瘀；木通、大腹皮、生桑皮开窍通肺；柴胡舒肝，甘草缓药和中；后加镇静之药而病痊愈。

病例 2

屈×，女，44 岁。发病月余，1954 年 6 月 21 日就诊。

主症：因气自杀未遂，现精神失常，语言无伦，如呆如痴，失眠，脉沉涩。

处方：桃仁 15g，香附 15g，青皮 15g，柴胡 10g，半夏 5g，木通 15g，陈皮 15g，大腹皮 15g，赤芍 15g，生桑皮 15g，苏子 10g，甘草 5g，枣仁 15g，远志 10g，菖蒲 5g。水煎服。

服药后失眠呆痴见效，唯心烦热，喜凉饮及外边走行，小便黄；乃以滋阴清热、顺气解郁、活血镇静之药服之而愈。

按：怒则伤肝，肝气急则生火，火扰于心则失眠、小便黄、喜凉饮。故以癫狂梦醒汤治其因气精神失常，加枣仁、远志、菖蒲开心通窍，安神催眠。后则以竹叶石膏汤、龙胆泻肝汤、当归芦荟丸、朱砂安神丸等清肝泻火，镇静安神；以舒肝理气之法，活血除痰。故服药数十剂而愈。

痫 证

病例 1

牛×，女，12 岁。发病数年，重犯 2 日，多在夜间发作，1955 年 1 月 3 日就诊。

主症：猝然惊叫昏倒，口角流涎，双目上翻，手足拘挛发凉，心烦耳聋，脉沉弦。

处方：当归 15g，白芍 15g，生地 15g，川芎 5g，天麻 8g，僵蚕 10g，蝉蜕 5g，苍术 15g，炙草 5g，防风 10g，川牛膝 15g，柴胡 5g。水煎服。

服药后症状减轻，乃以原方与服 10 剂后，以黄芪五物汤加生牡蛎、海螺、钩藤、防风等，守服 10 剂，兼以十全大补散与服，而病症好转，由数日发作 1 次，延至月余或数月 1 次，后乃以补虚祛风、镇痉安神、除痰通窍之药，为丸药 1 剂与服，达到病愈。

按：痫证得之原因不一，有胎儿在母腹中受凉久伏，生后而发者；有因跌仆、振伤后脑而得者；有因热病之后，消灼脑神而得者；有因惊恐忧思而得者；有痰迷心窍者，血瘀气滞者。痫证轻者，尚可治愈；重者治疗较难，仅能缓解症状，延长发病次数。其症状为猝然跌倒，昏不知人，口角流涎，项强角弓反张，手足拘挛，咬破口舌者，或发病时作五畜声（即鸡、马、牛、羊、猪），故分为五痫，以病状声音类似故也。其跌倒之时，仰俯侧卧不等；后又分有阴痫、阳痫，为五脏所发；抽搐时间长短不等，有数分钟者，有数十分钟者，有 1 小时者；发作次数多少不定，有连日发者，有数日发者，有数月发者；醒后起居饮食皆若常人，唯觉困倦喜眠，无力健忘，双目发直。古人皆以痰、火、气、惊为病，但治疗较难。是症多在夜间发作，夜则属阴主静，卧则气血滞流，属于阴痫。肝经循行于耳，肝主爪，肝气不如日常循行，故出现手足拘挛；血不充四肢故凉；心肝有痰，故心烦耳聋。以四物汤活血，则四肢血液得充而凉愈；钩藤、天麻、僵蚕、蝉蜕、防风除风定痫，通络止抽；甘草以缓肝急；柴胡舒肝，轻清升阳；合川牛膝以达四肢，合苍术燥脾，以治手足拘凉。后则以黄芪五物汤，祛风镇痉、介类潜阳，而诸症为转，病情大见功效。

病例 2

郭×，男，26岁。1954年12月26日就诊。

主症：昔13岁时，患抽搐病，现病发手足动摇，舌强不能言，肌肉强直，不可行握，胀满，腹腰时痛，脉沉弦。

处方：柴胡10g，当归15g，白芍15g，生地15g，川芎5g，天麻10g，钩藤15g，僵蚕15g，蝉蜕15g，地龙15g，厚朴15g，枳壳15g，川牛膝15g，茯神15g。水煎服。

服药后症状好转，乃以十全大补汤加舒肝祛风、养心安神之药，守服数十剂而渐好转。

按：手足动摇，肌肉强直，不可行握，脾主四肢，脾主肌肉，脾居中央，以运四方；舌强不能言，少阴脉络于舌本；此病在心脾也，属于内风为患。故以四物汤活血；天麻、钩藤、僵蚕、蝉蜕祛风止痉；地龙通窍，窜行经络；厚朴、枳壳宽胀除满，下气除痰；川牛膝活血，引药至于四肢；茯神入心，镇静安神。故服药之后，达到症状好转。

病例 3

关×，女，9岁。1976年5月29日就诊。

主症：1976年5月15日晚10时，突然发生抽风，眼上翻，四肢硬，吐白沫，四肢抽搐，约20分钟。住院2天，经某医院诊为癫痫。自幼习惯性便秘，便如羊屎，头顶痛，腹痛，脉沉滑数。

处方：大黄8g，玄参5g，生地10g，麦冬10g，菊花5g，当归5g，白芍5g，川芎8g，钩藤5g，珍珠母2g，生赭石5g，天麻8g，半夏8g，柴胡5g。水煎服。

服药10剂后，症状大减，由数日一发，延长至数十日一发，嘱仍以前方服之。

按：因有习惯性便秘，脉象滑数，属于阳痫，故按痰火之法治之。以大黄通下，治其热结便秘。以增液汤生津养液，润燥以治便秘之本。继加当归、川芎、白芍以活血行瘀；钩藤以治抽搐；天麻以驱肝风；珍珠母、半夏以镇降除痰；柴胡舒肝，升清降浊；生赭石重坠镇逆；菊花清头明目，引药至经。方具清热除痰、通下镇痉、养阴止抽、活血潜阳之功，故能达到疗效。

不　寐

病例 1

陈×，男，50岁。1950年1月1日往诊。

主症：不寐发病10余日，心烦不得卧，非痛非痒，非悸非闷，不堪言状，夜不能寐，眼目干涩，行走坐卧不安，十分痛苦，舌苔黄燥，脉滑数。

处方：黄连10g，黄芩15g，芍药20g，阿胶15g，鸡子黄2枚，先煮黄连、黄芩、芍药三物，去渣内胶烊尽，小冷，内鸡子黄，搅令相得，日3服之。

服药2剂后，心烦已愈，能入睡矣。

按：不寐，亦称失眠，类似现代医学之神经衰弱症。查其病由，有因热者，有因劳神过度者，有因惊恐者。故必求其因，治之则效。是症舌苔黄燥，脉滑数，是因热扰，而致失眠也。故以黄连阿胶鸡子黄汤治之而愈。方以芩、连之苦，以除热而清心火；阿胶、鸡子黄等以益血而滋阴生水；芍药之酸，收敛阴气。心肾得交，水火既济，则心中烦、不得卧自愈也。是汤乃《伤寒论》治少阴病二三日，心烦不得卧之方。少阴上火而下水，有从阳化热与从阴化寒之不同，但无论伤寒温病，有是症即用是药，不必拘于形式也。故《伤寒论》之方，可用之以治杂病，只脉症相投，用之立效，不必妄行加减，照其原方煎法、服法可也。

病例 2

吴×，女，49 岁。1954 年 12 月 28 日就诊。

主症：不寐发病 3 个月，失眠，心烦不安，目干流泪，不欲食，口苦，行动则喘，脉沉弱。

处方：柴胡 10g，当归 20g，白芍 15g，子芩 15g，柏子仁 15g，百合 20g，酸枣仁 25g，茯神 15g，生地 15g，玄参 15g，青皮 10g。水煎服。

服药症状减轻，乃加以龙胆草，服之而愈。

按：口苦，脉沉弱，发病 3 个月，是虚热也。阴虚则目不瞑。醒则魂游于目，卧则魂寓于肝。故以柴胡、青皮以舒肝；当归、白芍、生地、玄参以理血柔肝；黄芩以除热；柏子仁、枣仁、百合、茯神以安神定志，敛阴使眠。故不数剂而病痊愈。

病例 3

王×，女，26 岁。1987 年 5 月 2 日初诊。

主症：发病 3 年，夜不能眠，惊悸，气短，五心烦热，消瘦，时泄，胀满，腰腹痛腿重，舌淡苔白，脉沉弱。

处方：人参 10g，白术 15g，生芪 15g，当归 15g，炙甘草 15g，茯神 15g，远志 15g，枣仁 15g，龙眼肉 15g，生地 15g，玄参 15g，天冬 15g，乳香 10g，没药 10g。6 剂，水煎服。

服药后诸症已效，唯无力腰痛，五心烦热，胀满，乃以柴胡、鳖甲、龟板、地骨皮、杜仲炭、川断、寄生、厚朴、枳壳、莱菔子、三仙、白芍等加减调理，数月而愈。

按：惊悸不寐，时泄，胀满，腰腹痛，腿重，消瘦，心悸气短，脉见沉弱，是心脾虚弱、中气不足也。故以归脾汤健脾养胃，补虚益气，安神强心，则上诸症可愈，加入增液汤之生地、玄参、天冬滋阴生水，以治其五心烦热，消瘦，继以乳香、没药活血行瘀，治其腰腹作痛，因其久痛，故缓图之，数月而愈。

病例 4

罗×，男，73 岁。1986 年 2 月 5 日初诊。

主症：失眠头晕 2 月余。初起每晚尚能睡 2 小时，近十余天来，眩晕加重，彻夜不寐，精神亢奋，烦躁不安，夜尿频数，口干少饮。舌红苔少，脉弦细而数。某医院诊为"自主神经功能紊乱"，治疗不应。改用中药养心安神效果不佳。

处方：熟地黄 15g，茯苓 12g，怀山药 15g，丹皮 10g，山茱萸 10g，泽泻 10g，酸枣仁 10g，黄柏 10g，煅牡蛎 15g，知母 10g，炙龟板 15g。5 剂，水煎服。

二诊：头晕减轻，亦不烦躁，一夜能睡 3 小时，但多梦易醒，口干少饮，小便仍多。舌红苔白，脉弦细。药中病机，宗前方加减。

处方：熟地黄 15g，茯苓 12g，淮山药 15g，丹皮 10g，山茱萸 10g，白芍 12g，五味子 6g，当归 10g，炙龟板 15g，枸杞 12g，酸枣仁 10g，远志 6g。5 剂，水煎服，病愈体健。

按：徐东皋说："有因肾水不足，真阴不升，而心阳独亢，亦不得眠者。"《类证治裁》亦云："不寐者，病在阳不交阴也。"本例患者高年，肾水亏虚，非但不能上济心火，且无根之火游离上扰，反助心火，以致心火独亢，神不归舍，烦躁不寐，证属水火不济，心肾不交。治当滋肾降火，交通心肾。以六味地黄丸加龟板滋阴补肾，用牡蛎潜阳，以知母、黄柏引心火下济肾水，取枣仁养心安神，如此水火既济，心肾交媾，阴平阳秘，神归于舍矣。

郁　证

李×，女，42 岁。1987 年 12 月 3 日初诊。

主症：咽中不适，如有异物，咯之不出，咽之不下，胸中窒闷，腹胀纳呆。罹疾 10 年，每逢生气加重，舌红苔黄厚而干，脉细弦滑小数。

处方：旋覆花 10g（包煎），广郁金 15g，香附 15g，全瓜蒌 15g，山栀 15g，黄芩 15g，芦根 20g，清半夏 10g，陈皮 10g，香橼皮 10g，苏梗 10g。6 剂，水煎服。

服药后，咽中梗阻感减轻，胸闷腹胀缓解，始能进食，苔黄厚化薄，脉细弦滑。守法继续调治月余，咽梗愈。

按：本例即梅核气是也，证属痰气郁结，痰热内阻。《金匮要略》记载："妇人咽中如炙脔，半夏厚朴汤主之。"可知汉代医家就已观察到这种病症多发于女性，所提出的治疗方法亦经久不衰，沿用至今。然验之临床，是方每嫌药力单薄，故治疗守古意而不泥其方。取旋覆花、广郁金、香附、陈皮、苏梗、香橼皮解郁行气散结；全瓜蒌、山栀、黄芩、芦根、半夏清化痰热。是方于临床加减运用，治疗本病每获良效。

胁　痛

宋×，女，34 岁。1987 年 9 月 9 日初诊。

主症：右胁胀痛 2 个月，时及左胁与胃脘，甚则下涉少腹，少腹作凉，恼怒症剧，烦躁口苦，舌红苔薄黄，脉弦细。

处方：柴胡 15g，白芍 15g，香附 15g，金铃子 15g，延胡索 15g，苏梗 15g，青陈皮各 15g，山栀 15g，黄芩 15g，小茴香 10g，乌药 15g。6 剂，水煎服。

服药后右胁胀痛减轻，少腹凉感缓解，心情始畅，口中仍苦，舌脉如前。守法依方，再进几剂，症情大减。

按：《素问·藏器法时论》曰："肝胀者，胁下满而痛引少腹。"《素问·举痛论》称："寒气客于厥阴之脉，厥阴之脉者，络阴器，系于肝，寒气客于脉中，则血泣脉急，故胁肋与少腹相引痛矣。"《素问·刺热论》言："肝热病者，手足燥，不得安卧。"此三段经文，指出胁痛的病机，与肝经之郁、之寒、之热密切相关。本例体现出三者合一为病的特点，而以肝郁为主，兼有寒、热，证属肝气郁滞，寒热错杂。肝郁者，右胁痛而胀，时及左胁胃脘，下涉少腹；肝寒者，少腹作凉；肝热者，烦躁口苦，舌红苔薄黄。治当疏肝理气，清热散寒。故方中设柴胡、白芍、香附、金铃子、延胡索，解郁止痛；苏梗、青陈皮辅之理气和胃；山栀、黄芩清热；小茴香、乌药温少腹之寒，理少腹之气。药虽平淡无奇，却体现出组方遣药之科学道理。

鼓　　胀

邓×，男，35 岁。1988 年 3 月 31 日初诊。

曾于 1982 年患"黄疸型传染性肝炎"。1985 年，腹部肿胀，并未介意。近一月余，腹胀硬满，腹壁青筋显露，日益加重，纳食更甚，矢气可减。面色苍黄，四肢消瘦，眼睑虚浮，脘胁窜痛，渴不欲饮，时作寒意，甚或呕逆，大便溏薄，小便不行。舌质嫩青滞，舌苔薄白，脉弦数。经医院确诊为"肝硬化腹水"。

处方：柴胡 15g，当归 15g，赤芍 15g，茯苓皮 15g，白术 15g，薄荷 6g，地龙 15g，五灵脂 15g，香附 15g，防风 15g，苏梗 10g，大腹皮 15g，生姜 5g，乳香 10g（包煎）。7 剂，水煎服。

二诊：腹胀减轻，小便增多，余症均减，原方去防风、薄荷，加牵牛子 15g，槟榔 15g。8 剂，水煎服。

三诊：食纳增加，小便增多，再守原方加减。

处方：柴胡 15g，白芍 15g，茯苓皮 15g，当归 15g，白术 15g，薄荷 6g，大腹皮 15g，地龙 15g，槟榔 15g，丹参 15g，五灵脂 15g，生姜 5g，牵牛子 15g。5 剂，水煎服。此后以上方略变化，治疗 3 个月，腹胀全消，病愈。

按：本案此证属肝郁脾虚，气滞血瘀，肺气失宣。因肝病后，脘胁窜痛，腹部青筋显露，肝郁失疏，气滞血瘀，导致鼓胀；面黄肌瘦，便溏溲少，肝木伤中，脾虚不运；恶寒咳嗽，胸满气促，母病及子，肺失宣降。治宜疏肝扶脾，行气散瘀，佐以宣肺。此水、气、瘀血掺杂，偏于气、瘀，先以逍遥散理肝脾，去甘草，以免增满；加五灵脂、大腹皮、乳香行活血，通瘀开结；防风、薄荷，加入牵牛子、槟榔、丹参等，行气血，利水邪，调治数月，渐奏良功。

瘿　　瘤

易×，女，43 岁。1989 年 8 月 14 日初诊。

主症：素体肥胖，"双侧甲状腺肿大"，坚硬胀痛，烦躁易怒，目赤头痛，头晕乏力，怔忡心慌，汗多纳少，小便短黄，大便略干，苔黄白而腻，脉弦数。

处方：玄参 15g，黄药子 15g，牡蛎 15g，炮山甲 6g，海藻 15g，夏枯草 15g，昆布 15g，皂角刺 10g，橘核 10g，草决明 12g，栀仁 10g，丹皮 15g。10 剂，水煎服。

先后就诊 6 次，均守前方未变，服药 60 剂，瘿瘤逐渐缩小，余症相继减轻。

再诊：左侧瘿瘤消散，右侧轻微肿大。唯大便干结，口干喜饮，舌红少苔，脉细数。此肝阴亏损，改用滋阴柔肝，软坚散结并进。

处方：玄参 15g，黄药子 15g，麦冬 15g，制首乌 15g，牡蛎 15g，皂角刺 10g，海藻 15g，炮山甲 6g，昆布 15g，夏枯草 15g，橘核 10g，丹皮 15g。10 剂，水煎服。

又诊：上方连服 30 剂，左右瘿瘤完全消散，大便正常。舌质淡红，脉弦细不数。患者大悦，要求赐方巩固。仍拟上方去黄药子、皂角刺、炮山甲，加当归、白芍、枸杞，调理善后。

按："单纯性甲状腺肿"，属中医学"瘿瘤"范畴。巢元方《诸病源候论》云："瘿者，由忧患气结所生"，又云："动气增患"。可见情志因素导致本病。本例患者为肥胖、痰湿之体，平日情志不畅，气郁过久则痰湿内停，肝郁气滞，痰聚血凝，日久化火，形成气、火、痰、血互相搏结，凝于颈项，发为瘿瘤。治当疏肝降火，行气化痰，软坚散结。临床对于此类患者，以橘核、丹皮、栀仁、黄药子、夏枯草、草决明疏肝降火；炮山甲、皂角刺走窜，破坚散结，直达病所；海藻、昆布、玄参、牡蛎化痰软坚，组成清肝消瘿汤，此为经验方，用于单纯性甲状腺肿、颌下淋巴结肿等疾患，只要坚持服用，颇有效果。

口 眼 㖞 斜

病例 1

周×，男，56 岁。1953 年 12 月 20 日就诊。

主症：口眼左斜，目胀，右目生翳，头眩，自汗，失眠，脉沉弱。

处方：生芪 10g，防风 10g，菊花 15g，天麻 5g，当归 25g，生地 15g，川芎 5g，白芍 10g，党参 10g，甘草 5g，茯苓 15g，白术 5g。水煎服。

配合针灸，取穴：地仓，颊车，下关，丝竹空，太阳，风府，天柱等。

服药及针灸后症状减轻，乃以僵蚕、蝉蜕、竹叶、知母、天冬、山药、山萸肉、丹皮、泽泻、附子、肉桂、生赭石等，加减服之而愈。

按：口眼㖞斜一症，类似近代医学之面神经麻痹，中医外风中络，则口眼㖞斜，多以牵正散治之。是症年近六旬，脉见沉弱，上实下虚，加以外风乘虚而入，故见口眼㖞斜、头眩自汗等症。故以十全大补汤补其气血，所谓治风先治血，血行风自灭，正气充足，外风自熄，此乃祛风填窍之法。继加防风、天麻以治其外风；菊花清头明目。后以八味地黄汤祛风镇静，和以针灸，调理气血，疏通经络，而病得痊愈。

病例 2

董×，男，59 岁。发病 10 日余，1954 年 10 月 5 日往诊。

主症：口眼㖞斜，背恶寒，头皮紧，目见风流泪。昔患其疾，昏过数次。左脉弦。

处方：天麻 8g，钩藤 15g，菊花 15g，防风 10g，当归 15g，赤芍 15g，生地 15g，川芎 8g，炙芪 15g，葛根 10g，竹叶 5g，党参 15g，生赭石 15g，僵蚕 15g，蝉蜕 15g。水煎服，药后有效，乃以原方与服，后以杞菊地黄丸收功。

按：背为阳，腹为阴。背恶寒，脉弦，是阳气不足也。故以保元汤、四物汤活血补气，调理其气血，补正以祛邪；天麻、防风、葛根、钩藤、僵蚕、蝉蜕祛风明目，通行经络；赭石镇降之，竹叶清利之，甘草缓和之。五脏六腑之精，皆上注于目，见风流泪，是泪囊松弛也。故以杞菊地黄丸等补肾之药久服，达到治愈。

消　渴

杨×，女，50 岁。1986 年 9 月 4 日初诊。

主症：多饮多食多尿半年，五心烦热，口干咽燥，舌红苔黄腻，脉弦滑。

处方：麦冬 15g，地骨皮 15g，天花粉 15g，芦根 20g，石斛 10g，生石膏 20g，生熟地各 10g，五倍子 3g，竹叶 10g，知母 10g，黄芪 15g。6 剂，水煎服。

服药后"三多"症状稍减，尤以口渴多饮减轻明显。守法处方，于药味出入变化。继治 4 月余，诸症大减。除口渴未完全解除外，余症皆愈。

按：叶天士云："三消一症，虽有上中下之分，其实不越阴亏阳亢，津亏热淫而已。"此论颇为精当。本例表现为三多俱存，然病机本质是阴虚内热，燥胜津伤，即刘河间在《三消论》中提出"三消者，燥热一也"，当以养阴清热利湿。方中设生熟地、麦冬、地骨皮滋阴清热退蒸；天花粉、芦根、石斛、知母、生石膏、竹叶清热润燥生津。五倍子酸涩寒，归肺、大肠、肾经，功用敛肺降之；黄芪补肺益气；二药相互配合，五倍子敛肺，黄芪补肺；五倍子降火，黄芪升阳。盖肺为水之上源，布津之地。久病肺虚，当防源头枯竭。故酸涩敛肺气，以防耗散；甘温补肺气，以防气损。如是，则有助于恢复肺之功能，"水精四布，五精并行"。故方中有滋肾的，有养胃的，有润肺的，有敛肺的，有补肺的，从而从根本上解决"三多"的内在病机问题。

紫　癜

胡×，男，44 岁。1987 年 5 月 20 日初诊。

主症：1986 年 6 月起，每日下午全身深红色皮疹，瘙痒不已。某医院诊为"过敏性紫癜"，屡服消炎、镇静、抗过敏等药物治疗，未能缓解。中药治以养血祛风，清热败毒，非但不效，反有增剧之势。现全身深红色皮疹，尤以下半身为甚。红肿奇痒，入夜尤剧，形体消瘦，口干饮水，饮不解渴。大便坠胀，小便短黄。舌红而干，舌苔少，脉细数。

处方：犀角 6g，生地黄 18g，赤芍药 15g，丹皮 15g，玄参 15g，地骨皮 15g，银柴胡 15g，知母 15g，黄柏 15g，炙龟板 12g，煅牡蛎 20g。上方服 4 剂，下半身红斑大消，继服 5 剂，红斑全消，诸症皆瘳。

按：本例证属血热血燥之证。全身皮疹甚久，红肿痒痛俱齐，此血分邪热亢盛；形体消瘦，手足心热，口干饮水，饮不解渴，乃津液衰少，血热伤阴，阴虚血燥，虚阳外越。血热宜清，非一般养血和血所能奏效；阴虚血燥，虚阳外越，又宜滋阴润燥，佐以潜阳，使其阴血得濡，阳无外扰。若用风燥药，风燥伤阴，阴损及阳。若用清热败毒之品，未能直达血分，更无养阴增液之效，故投清热凉血、养阴润燥之品，稍佐潜阳之法，治宜清热凉血，养阴润燥。用犀角地黄汤大清血分邪热，合大补阴丸滋阴降火，佐牡蛎潜阳。全方组合，清热养阴，使血宁而无热燥耗血之虑；养阴清解，使阴长而无滋滞之忧，俟其阳平阴秘，血热得清，皮疹自愈。

痹　证

病例 1

高×，女，23 岁。痹证发病数年，1954 年 7 月 6 日就诊。

主症：全身各处窜痛，腰及四肢麻木，夜卧又甚，脉沉。得之其产后卧凉。

处方：川牛膝 15g，地龙 10g，川羌活 5g，秦艽 5g，香附 15g，甘草 5g，当归 15g，川芎 5g，炙芪 10g，苍术 10g，黄柏 15g，灵脂 15g，没药 15g，桃仁 15g，红花 15g。水煎服。配合针灸 2 次。

服药及针灸后症状大减，乃以白芍、生地、茯苓、干姜、桂枝、乳香、木瓜、薏苡仁、杜仲炭、芡实、菟丝子、赤芍、人参、知母、鹿角霜、寄生、防己等加减，守服数剂而愈。

按：痹证，类似现代之风湿性关节炎。风寒湿三气合而为痹。其风盛者，为行痹，周身麻木窜痛，如虫行皮中状也；寒盛者，为痛痹，剧痛不可屈伸，或近之则痛剧也；湿盛者为着痹，身体重者，如带五千钱也。更分筋、骨、脉、肌、皮等五痹。痹久不愈，复感于邪，入传脏腑。其症各书记载甚多，论之很为详尽，而《内经》论痹论等，又将其症状、病因病机、治法方药作了详细说明，可供参阅。是症各处麻木窜痛，周身皆痛，是风寒胜也。夜间则卧，气血凝滞，加以阴气当令，故痛甚也。方以《医林改错》王清任之身痛逐瘀汤原方治之，即以川羌、秦艽、苍术、炙芪以祛风寒湿；川牛膝、地龙、香附、甘草调气和中，通行经络，且地龙又善走窜；治风先治血，血行风自灭。故以当归、川芎、桃仁、红花、没药、灵脂破血行瘀，温经止痛。更以黄柏加入风温药中，使祛风而不化热，因为阳邪，善行而数变也。故守服数剂，而病痊愈。痹证在治疗中，甚为顽固，如能针灸、按摩，贴膏药，服药酒，再服汤药，综合治疗，则治愈较快。

病例 2

郎×，女，26 岁。发病 3 日，于 1954 年 7 月 20 日就诊。

主症：发热，恶寒无汗，周身关节痛，腰、下肢、膝盖、足部皆痛，不可行步，口渴，咽干，小便黄，五心烦热，身起皮疹，痒极，脉弦洪大。

处方：金银花 15g，连翘 15g，当归 15g，白芍 15g，生地 15g，防风 15g，荆芥 8g，生石膏 2.5g，栀子 15g，芦根 15g，薄荷 5g，知母 15g，花粉 15g，玄参 15g。水煎服。配合针灸 3 次。

服药及针灸后，症状大减，乃以川芎、乳香、没药、杜仲炭、川牛膝、防己、寄生、秦艽、丝瓜络、桂枝、竹叶、茯苓、柴胡、鳖甲、地骨皮等加减而愈。

按：此热痹也。因见脉洪大，口渴，小便黄，咽干，发热等证，故以金银花、连翘、栀子、石膏清热解毒，则发热、小便黄可愈；以知母、花粉、玄参止渴生津，则恶寒无汗，关节痛，身痒起皮疹可愈；以当归、白芍、生地活血凉血，和于祛风药中，不数剂而诸症痊愈。

病例 3

关×，男，23 岁。发病 3 日，1953 年 7 月就诊。

主症：周身四肢关节痛，腿重，脉缓。

处方：川牛膝 15g，地龙 15g，川羌活 5g，秦艽 10g，香附 15g，甘草 5g，当归 15g，川芎 5g，黄柏 15g，五灵脂 15g，乳香 15g，没药 15g，桃仁 15g，红花 10g，薏苡仁 15g，木瓜 10g。水煎服。

服药后症状好转，乃以生地、钩藤、桂枝、人参、生芪、白术、茯苓等加减，服数剂而愈。

按：周身四肢关节痛，是风寒流于关节经络也；腿重脉缓，是湿盛也。症乃风寒湿三气合而为病。故以身痛逐瘀汤通行经络，散风去寒，活血止痛；薏苡仁、木瓜以去湿邪，则重痛自愈。《本草纲目》云："薏苡仁……（主）筋急拘挛，不可屈伸风湿痹。"湿气盛者，用之多见奇效。

病例 4

王×，女，70 岁。1986 年 9 月 11 日初诊。

主症：全身关节疼痛酸楚 2 年，以两肩关节为剧，疼痛呈游走性，心悸气短，头晕乏力，舌红苔薄黄，脉沉细。

处方：羌独活各 15g，汉防己 15g，秦艽 15g，透骨草 15g，老鹳草 10g，桑枝 10g，赤白芍各 10g，桂枝 6g，酒当归 10g，萆薢 10g，黄芪 20g。6 剂，水煎服。

二诊：关节疼痛明显减轻，心悸气短，头晕乏力有所改善。近日气候转冷，其人畏风。舌红苔薄黄，脉沉细。再以原义出入。

处方：防风 15g，羌活 15g，秦艽 15g，汉防己 15g，路路通 10g，桑枝 15g，鸡血藤 10g，桂枝 6g，萆薢 10g，蚕沙 10g（包煎），黄芪 20g。6 剂，水煎服。

服药后关节疼痛继续减轻，余症亦有改善。乃守原义加减，复治盈月，痹痛大愈。

按：本例属行痹，实中兼虚，证属风湿阻络，气血不足。风为阳邪，"病在上则阳受之"，上肢手臂为手六经交会，风湿入侵，循阳经而扰，故以上臂两肩为明显；风性善于走窜，故疼痛呈游走性；久痹伤正，气血不足，故心悸气短，头晕乏力。治疗当以祛风除湿，益气养血。方中羌独活、秦艽、汉防己、老鹳草、桑枝祛风胜湿散寒；桂枝通阳除痹；赤白芍、酒当归、黄芪益气养血，活血除痹，萆薢利湿祛风，使湿从小便而行。二诊守此方义，唯药味加以调整，以防久服性偏，且入防风，祛风解表胜湿，除其畏风，防止再为风邪诱发症剧。又，老年人痹证之治疗，当求温而不燥，凉而不寒，通而不伤，以平为度。

病例 5

郎×，女，26 岁。发病 3 日，1987 年 11 月 3 日初诊。

主症：发热恶寒无汗，周身关节痛，腰及双下肢膝盖足部皆痛，不可行步，渴，咽干，小便黄，五心烦热，身起皮疹，痒极，舌红苔黄，脉洪大。

处方：金银花 15g，连翘 15g，当归 15g，白芍 15g，生地 15g，防风 15g，荆芥 8g，生石膏 2.5g，栀子 15g，芦根 15g，薄荷 5g，知母 15g，花粉 15g，玄参 15g。6 剂，水煎服。配合针灸 3 次。

服药及针灸后症状大减，乃以川芎、乳香、没药、杜仲炭、川牛膝、防己、寄生、秦艽、丝瓜络、桂枝、竹叶、茯苓、柴胡、鳖甲、地骨皮等加减而愈。

按：本例乃热痹也。因脉见洪大，加以渴，小便黄，咽干，发热等证，故以金银花、连翘、栀子、石膏清热解毒，则发热、小便黄可愈；以知母、花粉、玄参止渴生津，则恶寒无汗，关节痛，身痒起皮疹可愈；以当归、白芍、生地活血凉血，和于祛风药中，不数剂而诸症痊愈。

病例 6

李×，男，48 岁。1986 年 7 月 23 日初诊。

主症：游走性关节疼痛2月余，面色潮红，发热不恶寒，双上肢、腕、指关节肿胀，指尖灼痛，不能屈伸；下肢膝关节肿胀灼痛，步履艰难；小溲灼热短黄。舌质红，舌苔白而黄厚，舌中微黑，脉弦滑数。

处方：黄柏15g，苍术15g，桑枝20g，桑白皮10g，薏苡仁25g，金银花15g，茯苓12g，地骨皮12g，防己10g，赤芍10g，知母10g，续断10g。3剂，水煎服。

二诊：体温下降，诸关节肿痛灼热显著减轻，舌苔白黄厚，脉弦数不滑，原方续服4剂。

三诊：手已能握，四肢肿痛全消，体温正常。但足背灼热，按之则痛，着地痛增，小便短黄，舌、脉同上，仍以清利下焦为主。

处方：黄柏15g，苍术15g，滑石15g（包煎），知母12g，牛膝12g，薏苡仁15g，生地黄15g，黄芩10g，防己10g，木瓜10g，地骨皮10g，银花10g。4剂，水煎服。

四诊：诸症继续减轻，踝趾关节游走疼痛。此风气较胜，上方去知母、滑石、银花、地骨皮，加独活10g，秦艽12g，地龙10g。6剂，水煎服。

五诊：诸症消失，不料酗酒，病情加剧。壮热口干，骨节痛胀，四肢灼痛红肿，便结溲黄，舌质红，苔黄，脉弦数有力。此湿热之邪深入血分，拟凉血解毒，清热化湿。

处方：犀角屑3g（包水兑服），生地黄15g，赤芍15g，丹皮12g，秦艽10g，防风10g，桑枝15g，草薢12g，续断10g，滑石15g（包煎），土茯苓12g。连服上方10剂，诸症消失。

按：痹证，《内经》责之风、寒、湿，临床所见，属风寒湿者固然居多，然湿热为病，亦不少见。本例属湿热痹痛，湿热壅滞四肢小关节，故以二妙散黄柏之苦寒，知母、银花、地骨皮、桑白皮清热；苍术之苦燥，薏苡仁、防己、茯苓化湿，桑枝能引药力直达肢末，续断疏利关节，赤芍凉血祛瘀，有防邪入血分之妙。当痹痛显著减轻，证以下肢为主时，则以三妙散，重清下焦湿热，并加疏风之品。末期用犀角地黄汤加味，清热凉血，痹通痛止，说明湿热成痹每多侵淫血分。

病例7

叶×，女，78岁。1987年6月23日初诊。

主症：痹证12年，反复发作，全身骨节酸痛，以双膝为甚，行走不便。近2个月心悸乏力，面黄少华，舌红苔薄黄而干，脉细弦。

处方：黄芪20g，汉防己15g，桂枝6g，酒当归15g，赤白芍各10g，牛膝15g，木瓜15g，透骨草10g，桑枝15g，草薢10g，蚕沙10g（包煎）。6剂，水煎服。

二诊：痹痛减轻，精神稍减，口干夜甚，心悸少寐，舌红苔薄黄而干，脉细弦。证属气血不足，津伤内热再以原义出入。

处方：黄芪20g，汉防己15g，桑枝20g，牛膝15g，鸡血藤15g，地骨皮15g，当归6g，白芍15g，芦根20g，竹叶10g，石斛15g。6剂，水煎服。

服药后口干减轻、痹痛继续缓解，心悸少寐改善。乃以原义，继治月余，痹痛基本消除。

按：本例证属久痹伤正，气血虚弱。诚如《医宗金鉴》所云："痹虚者，谓气血虚之人病诸痹也。"痹病日久，气血衰少，正虚邪恋，筋骨失养，故全身骨节酸痛以双膝为甚，行走不便；心悸乏力，面黄少华为气血并衰之症。治当益气养血、蠲痹通络。方设黄芪、当归、赤白芍益气养血行痹；桂枝助阳行痹；防己、木瓜、透骨草、桑枝祛风湿逐痹；牛膝活血行痹，引药下行，以着重治疗双膝；草薢、蚕沙利湿浊，逐风湿，使湿从小便而行，风从膝理而散。其人舌红苔黄而干，是津伤内热所致，故口干夜甚，乃于二诊方中伍入芦根、地骨皮、竹叶、石斛之属。《景岳全书·痹》认为，痹虽分风、寒、湿及合痹，但仍须分阴证、阳证，"有寒者宜从温热，有火者宜从清凉"，此之谓也。

癃 闭

病例 1

齐×，男，15 岁。1941 年 2 月 1 日就诊。

主症：暑天在屋内推煎饼拉磨，小便癃闭；初觉有溺，入厕不得便；后又入厕，小便仍不通，腹部觉膨胀甚，脉见实大。

处方：木通 15g，车前子 15g，萹蓄 15g，大黄 10g，滑石 20g，甘草 5g，瞿麦 15g，栀子 15g，灯心草 5g。水煎服。

服药后，小便续通，能便而不爽，乃以原方服 1 剂而愈。

按：癃闭者，小便点滴不通，胀闷欲死是也。五淋者，小便短数，排尿困难，淋沥不断，茎中涩痛是也。二症皆膀胱之气不化，三焦之决渎不行所致。《素问·宣明五气》曰："膀胱不利为癃，不约为遗溺。"《素问·气厥论》曰："胞络移热于膀胱，则癃"，又曰："足少阴实则闭癃"。癃闭之症，有因寒者，有因热者。因寒者，阳虚不能气，尤氏谓重阴则寒，地道闭塞，宜用桂附八味丸、五苓散、白通汤等，温阳化气以利尿，则小便自通。此症因热而小便不利者也。因暑天炎热，拉磨工作，消耗体力，汗出必多，汗出多则津液亏损，而为阴虚。阴虚不能配阳以化水，则水蓄膀胱，而为癃闭，此即胞络移热于膀胱则癃，少阴实则闭癃之义，亦即暑天之热，与五志之火，合攻于膀胱，而为癃闭也。故以八正散，大黄、栀子除热；以滑石、甘草之天水散利尿；加车前子、萹蓄、瞿麦、灯心草以助其利尿通便之力；木通以通利小便血脉。故服药 2 剂，而小便得利，通下无阻矣。

病例 2

王×，男，54 岁。1954 年 7 月 14 日就诊。

主症：因生气又饮凉水，现小腹痛，自汗，胀满，小便不通，渴而惧饮，不欲食，脉沉弦，舌苔薄白。

处方：木通 15g，车前子 15g，萹蓄 15g，大黄 15g，滑石 15g，甘草 5g，瞿麦 15g，栀子 15g，胆草 15g，泽泻 15g，当归 15g，乳香 15g，没药 15g，陈皮 15g，半夏 10g，茯苓 15g，枳壳 15g，竹茹 15g，生赭石 10g。水煎服。

服药小便已利，但大便 4 日不下，胀满腹痛，不得眠，饮食不下；故以大承气汤一剂水煎服。服药后大便已下，腹不痛，饮食增加，但食后胀满；乃以香砂六君子汤，加三仙、莱菔子、鸡内金、厚朴、枳壳、大腹皮等，服数剂而愈。

按：因气而小便癃闭，故以八正散，加顺气降逆、活血行瘀、通行经络之药，而小便得利；但大便不下 4 日，故以大承气汤原方，通利大便。二便一利，则饮食增加，腹痛得除。弦者肝脉也。因怒气伤肝，故而出现肝脏本脉。肝盛则克脾土，土受克则不运，故而饮食入则胀满。以香砂六君子汤，多加消导饮食、宽胀除满、舒肝顺气之药，故数剂而病得除。

病例 3

张×，男，58 岁。1988 年 7 月 7 日初诊。

主症：既往高血压、中风后遗证，肢体偏废。上月中旬，突然小便点滴不通，经某医院服利尿药、膀胱区热敷，无效，少腹胀满，尿意急迫，艰涩难下，每日靠导尿管排出少量尿液。神疲气短，口干口苦，畏惧饮水。手触下腹，膨胀如鼓。舌苔淡黄，脉弦稍数。

处方：川桂枝 10g，泽泻 15g，白术 15g，茯苓 15g，猪苓 15g，橘核 10g，川楝子 15g，杏仁 10g，滑石 15g（包煎），小茴香 6g。4 剂，水煎服。

另：鲜小茴香、鲜香附、鲜石菖蒲根、鲜橘叶、鲜葱白、生姜各 15g，诸药共捣如泥，以白酒炒热，捏成圆饼，乘热敷脐下，以纱布绷之，冷则炒热再敷。

二诊：服上方 4 剂，敷药 4 次，小便能较多地从导尿管中排出，少腹胀满大减。此药适中病机，膀胱气化渐复，嘱其拔出导尿管。顿时，尿液涌出如泉。但尿色深黄、灼热，口干口苦，苔仍腻，脉弦滑数。气化虽复，湿热未除，改从清利湿热论治。

处方：黄柏 15g，知母 15g，滑石 15g（包煎），白术 15g，茯苓 12g，泽泻 15g，川楝子 10g，橘核 10g，杏仁 10g，猪苓 15g。6 剂，水煎服。

三诊：自主排尿，胀满已除，尿黄变淡，灼热减轻，口干能饮。舌苔薄黄，脉弦微数。继宗前法清利湿热，去川楝子、橘核，服 6 剂小便通利，病获痊愈。

按：《类证治裁》云："闭者小便不通，癃者小便不利……。"可见癃与闭有区别，因二者均属小便排出艰难，临床往往合称。本例由于肾阳不足，膀胱气化无权，不能推动尿液排泄，而小便点滴不通，当属"癃闭"中之闭证，证属膀胱气化不利，拟温阳、化气、利水为治，方疏五苓散加味。用五苓散加小茴香、前仁、滑石温阳化气利水，增入杏仁以开水之上源，川楝、橘核疏肝行气，服后收效。

外敷自拟"温通散"。其药均系辛温理气，芳香开窍之品，用于膀胱气化无力之癃闭证，配服汤药，常能获效。

水　肿

赖×，男，58 岁。1987 年 5 月 16 日初诊。

主症：全身水肿，先由下肢开始，渐及腹部、头面，按之沉陷难复，阴囊肿胀，透明如球。恶寒肢冷，头晕头胀，胸闷气促，口渴欲饮，腹胀纳差。大便溏薄，小便短赤。舌体肿胀颤抖，舌苔薄黄少津，脉弦有力。尿化验检查：蛋白++++，红细胞 1～3 个/HP，白细胞 1～2 个/HP，脓球 1～2 个/HP，管型 1～3 个/HP。诊断"急性肾小球肾炎"。

处方：茯苓皮 15g，大腹皮 15g，陈皮 10g，桑白皮 15g，生姜皮 5g，滑石 15g（包煎），知母 12g，木通 10g，木香 10g，杏仁 10g，防己 12g，郁金 10g。4 剂，水煎服。

二诊：头面浮肿渐消，仍恶寒肢冷，腹部、肢体、阴囊肿胀。血压 180/100mmHg，苔白微黄，脉弦有力。此为夹肝热之候，继宗原方加减。

处方：茯苓皮 15g，桑白皮 15g，陈皮 6g，大腹皮 15g，牵牛子 12g，滑石 15g（包煎），枳实 10g，防己 12g，夏枯草 15g，地龙 15g，牛膝 15g，白芍 15g。4 剂，水煎服。

三诊：肿势大消，肾囊不肿，腹围 80 厘米。阴茎、下肢余肿未退，头晕疼痛，纳后嗳酸，大便正常，小便增多。血压 180/120mmHg。脉仍弦紧。仍续上方 9 剂。

四诊：腹围 76 厘米，水肿全消，恶寒亦止，肢体觉温。头晕乏力，纳差不渴，下肢转筋，小便清长，脉转弦缓。血压 160/98mmHg。再守上方进退。

处方：茯苓皮 15g，五加皮 15g，陈皮 6g，大腹皮 15g，夏枯草 12g，木瓜 12g，薏苡仁 25g，防己 15g，桑枝 15g，秦艽 12g，钩藤 12g。4 剂，水煎服。

五诊：血压正常，诸症减轻。小便化验：除红细胞为 0～2 个/HP，余均正常。仍续上方 4 剂而愈。

按：风湿侵袭，上先受之，故先面浮脸肿而恶风寒，当求之于外；水湿为病，下先受之故先足肿，渐及腹部头面，恶寒肢冷，应责之于内。本例先下肢肿，渐及全身，继而恶寒肢冷，属水湿下受，阳气郁遏，不能外达，加之湿蓄日久，蕴酿化热，此乃脾阳不足，水湿不运，滞于肌肤，壅塞体内，以致水湿蓄积，蕴酿成热，证属湿热郁遏，脾阳受阻。治宜健脾化湿，理气行水，利尿导热以通阳气。拟五皮饮加味。方用五皮饮加滑石、木通、知母、防己、杏仁、木香、郁金。药后水湿渐化，阳气得通，恶寒肢冷悉除，水消肿退而愈。至于治疗过程中，或加重逐水渗利之品，或配以清热平肝之药，都是依病情变化而设。

总之，始终遵循叶天士"通阳不在温，而在利小便"之原则，是疾病治愈之关键。

血　淋

肖×，女，37 岁。1986 年 10 月 5 日初诊。

主症：1 个月前患"急性肾盂肾炎"，虽经抗菌消炎等治疗，症状时作时休。诊时：尿赤黄短少，发热恶寒，午后尤甚，右侧腰痛，尿痛频急，余沥不尽。纳呆脘胀，口干喜饮，舌尖红，舌苔黄，脉细数。

处方：焦山栀 15g，茯苓 15g，当归尾 15g，赤芍 15g，甘草梢 5g，灯心草 6g，蒲公英 15g，生地黄 15g，白茅根 15g，赤小豆 25g，蒲黄炭 10g（包煎）。4 剂，水煎服。

二诊：药后寒热尽退，湿热渐清，尿黄不赤，涩痛大减，稍能进食。唯尿频尿急，淋沥如故，腰隐痛，上腹胀满，头晕乏力，口干喜饮，舌、脉如前。药已中病，原方加木通 15g，服 4 剂。

三诊：尿频消失，小便化验正常，诉右腰隐痛，头目晕眩，入夜低热，胃脘饱胀，梗阻不舒，嗳气频作。大便干结，小便微黄。舌质红，舌苔白，脉细滑。湿热未清，胃失和降，当以和胃降逆，兼清湿热为治，拟百合丹参合四苓收功。

处方：丹参 15g，砂仁 15g，檀香 15g，百合 25g，乌药 15g，陈皮 10g，薏苡仁 25g，猪苓 15g，茯苓 15g，泽泻 15g，赤小豆 25g，连服 4 剂，诸症悉平。

按：本例证属下焦湿热久蕴，灼伤尿路血络，故出现尿频急，涩痛淋沥，血液与小便混杂而下，属五淋中之血淋，其发热是湿热郁蒸，里热达表之象，与阳明里证外见发热之机理颇同，畏寒是湿热阻遏，阳气不得宣展所致。此种发热恶寒，必午后明显，当是区别于表证发热恶寒之关键。若误认为风热外感，套用银翘类解表之剂，非但病不除，更犯张仲景"淋家不可以汗"之戒。然确有表证之恶寒发热者，又自宜早投解表之法，不必拘泥于"不可发汗"之论。治宜清利下焦湿热，凉血止血，佐以化瘀通滞，拟车前五淋散，加蒲公英、生地、赤小豆、白茅根清热利湿，凉血止血，当归尾和血止血，蒲黄炭止血消瘀，仅服 8 剂，血止淋通，病获痊愈。

腰　痛

病例 1

崔×，男，56 岁。发病月余，1953 年 12 月 3 日就诊。

主症：腰痛而凉，左膊亦痛，脉弦硬。

处方：当归 15g，赤芍 15g，党参 10g，川芎 5g，陈皮 15g，白芷 5g，半夏 5g，茯苓 15g，干姜 10g，桂枝 8g，甘草 5g，麻黄 10g，苍术 15g，枳壳 15g，厚朴 15g，杜仲炭 15g，乳香 15g，没药 15g。水煎服。

服药后症状减轻，乃以独活寄生汤加乳、没，与此方轮流服之而愈。

按：腰痛一症，原因不一，有肾虚者，有风寒湿者，有痰饮者，有气滞者，有血瘀者，有闪挫者，有湿热者，宜按其得病之因及其脉证而治之。是症腰痛而凉，属于风寒湿三种类型者也。故以五积散，加乳香、没药以祛风寒湿，行瘀止痛；麻黄、白芷发汗以祛风邪；桂枝、干姜温通辛散，以祛寒邪；苍术、茯苓燥湿以去湿邪；当归、赤芍、川芎活血行瘀而止痛；陈皮、半夏、厚朴、枳壳行气除痰、通窍散结；党参、杜仲炭补正气，益肝肾；甘草健中，调和诸药。故不数剂而腰痛愈。

病例 2

王×，男，28 岁。发病 9 个月，1954 年 2 月 23 日就诊。

主症：腰痛而凉，腿重，肾囊湿冷，得之涉水掏井，脉沉紧。

处方：白术 10g，块苓 15g，干姜 5g，甘草 5g，破故纸 10g，杜仲炭 15g，乳香 15g，没药 15g，附子 5g，秦艽 15g，川牛膝 15g，寄生 15g，泽泻 15g，五灵脂 15g，桂枝 5g，当归 15g，白芍 10g。水煎服。

服药后症状大减，乃以生地、川芎、川续断、防己、菟丝子、狗脊、白术等加减，守服数剂而愈。

按：是症因得之涉水掏井，加以腰凉痛，腿重，肾囊湿凉，脉沉紧，属于寒湿型。故以肾着汤加破故纸之附子、桂枝、秦艽、泽泻，以祛寒湿；加乳香、没药、灵脂、当归、白芍，以活血止痛。用川牛膝引药下行，治其腿重；桑寄生、杜仲炭活血祛寒、温经除湿，以治其腰痛。故服药后，症状减轻，数剂之后而病痊愈。

病例 3

张×，男，20 岁。发病数月，1953 年 9 月 7 日就诊。

主症：腰酸痛，俯屈则甚，头眩头痛，目不能远视，干涩，得之持重，脉沉数。

处方：枸杞子 10g，菊花 15g，生地 30g，山萸肉 15g，山药 10g，丹皮 10g，茯苓 15g，泽泻 15g，知母 15g，黄柏 15g，乳香 15g，没药 15g，杜仲炭 15g，菟丝子 15g，生赭石 15g。水煎服。

服药后症状减轻，乃以熟地、鹿角霜、麦冬、五味子等加减，守服十余剂而愈。

按：腰为肾之府，目以血而能视，五脏六腑之精，皆上注于目。今目不能远视、干涩，腰痛不可俯屈，乃属肾虚腰痛类型者。故以知柏地黄丸、杞菊地黄丸，以治其腰痛目干；乳香、没药活血止痛；杜仲炭、菟丝子填精益髓，补养肝肾；生赭石以镇降之，使肾火不因肾水之虚而上升，反下沉以安其宅，则头眩头痛可愈。方具滋阴清热、补水泻火、活血行瘀、补肾填精、利尿除湿、降逆下行之效。故不数剂后症痊愈。

病例 4

李×，男，56 岁。1987 年 10 月 19 日初诊。

主症：腰痛十余年，不耐远行久立，劳则痛增，卧则减轻，神疲乏力，脘腹胀满，大便溏薄，舌淡红苔白厚，脉沉细。

处方：黄芪 20g，党参 15g，熟地 15g，山萸肉 15g，杜仲 15g，山药 15g，扁豆 10g，茯苓 15g，生薏苡仁 15g，枳壳 10g，大腹皮 10g。6 剂，水煎服。

服药后腰痛减轻，脘腹稍畅，大便正常，乃守方义，据证出入，继治 2 月余，腰痛大愈。

按：本例证属脾肾两虚，湿邪阻滞。腰为肾府，肾主骨髓，骨髓不充，故腰痛不耐远行久立；脾主肌肉，劳则伤肌，致病增剧；脾肾虚则神疲乏力；脾虚湿聚，阻滞中焦则脘腹胀满，下趋于肠则大便溏薄。脉舌则为脾肾虚而兼湿滞之象。当以健脾益肾，行气利湿。肾虚日久，阴阳俱损，故以杜仲、熟地、山萸肉补阳育阴；脾虚日久，气阴两伤，故以黄芪、党参益脾之气，山药、茯苓、扁豆、生薏苡仁既可健中气，又可滋脾阴，尚能祛湿浊；枳壳、大腹皮理气行湿。

病例 5

肖×，男，28 岁。1987 年 10 月 15 日初诊。

主症：因"腰椎间盘脱出症"经某医院手术后，腰痛不愈，腰脊剧痛，伸屈受限，呻吟不已，咳嗽嘻笑均牵引作痛。腰部检查，局部压痛。舌质淡红，舌苔薄白，脉弦细而涩。

处方：当归 15g，生地黄 15g，赤芍 15g，川芎 15g，蒲黄 10g（包煎），五灵脂 10g，丹参 12g，郁金 15g，续断 15g，香附 10g，乌药 10g，乳没各 5g（包煎）。8 剂，水煎服。

二诊：腰痛全止，行走如常。但久立仍痛，活动后减轻。追问病史，素有"风湿"。舌淡苔薄白，脉弦细，此余邪滞留，兼灾风湿，继用活血消瘀，祛风除湿。

处方：当归 15g，赤芍 15g，丹参 15g，红花 15g，续断 15g，乌药 12g，香附 10g，桑寄生 12g，秦艽 10g，防风 10g，乳没各 10g（包煎）。8 剂，水煎服。腰痛全失，参加劳动，亦未发作。

按：本例证属血瘀腰痛。手术以后，经脉受损，局部瘀血阻滞，气血不通。拟活血消瘀，行气止痛，方用生四物汤化裁（四物汤之熟地易生地，白芍易赤芍）。四物汤本为补血著名方剂，合失笑散加丹参、郁金、乌药、香附、乳香、没药等行气活血化瘀，如此化裁，治疗血瘀有效，选用续断，既温通，又能引经，如此组方，运意精巧。

遗 精

病例 1

王×，男，20 岁。发病 9 个月，于 1954 年 8 月 13 就诊。

主症：无梦而遗，数日 1 次，脉沉。

处方：二地各 30g，山药 15g，山萸肉 10g，丹皮 5g，茯苓 15g，泽泻 15g，生龙骨 25g，生牡蛎 25g，莲须 20g，五味子 15g，锁阳 10g，菟丝子 10g。水煎服。

服药后诸症减轻，乃以原方予服而痊愈。

按：《内经》云："肾者主水，受五脏六腑之精而藏之，故五脏盛乃能泻""人始生先成精，精成而脑髓生""肾者主蛰，封藏之本，精之处也"，说明肾与精之关系。遗精之症，宜分有梦、无梦。有梦与女子相交而遗精者，为相火之炽，宜封髓丹。无梦而遗精者，为心肾虚弱，宜龙骨远志丸。是症无梦而遗，属于心肾虚弱，故以六味地黄汤，加生龙骨、生牡蛎、莲须、锁阳等，以收涩之；五味子、菟丝子以补肾气，故能使病情痊愈。

病例 2

孙×，男，21 岁。1953 年 4 月 25 日就诊。

主症：有梦而遗，数日 1 次，腰酸，失眠，头眩，胀满，泄泻，脉沉。

处方：生地 15g，山药 15g，山萸肉 15g，丹皮 10g，茯苓 15g，泽泻 15g，莲子 15g，芡实 15g，川续断 15g，杜仲炭 15g，酸枣仁 15g，生龙骨 25g，生牡蛎 25g。水煎服。

服药后症状好转，乃以补肾强心，镇静敛神之药，而病痊愈。

按：有梦而遗，失眠头眩，属于相火妄动；心肾不交，影响胃肠，则胀满泄泻。故以知柏地黄汤，治其相火妄动；龙骨、牡蛎、莲子、芡实收敛固精且涩肠止泄；川续断、杜仲炭强腰补肾；酸枣仁宁心安神，以治失眠。故服药 3 剂，症状好转，数剂之后，诸症痊愈。

病例 3

阚×，男，19 岁。遗精发病年余，1953 年 12 月就诊。

主症：有梦而遗，小便黄，腰酸腿痛，心悸心烦，自汗，小腹时痛，小便余淋，肾囊潮湿，背痛咳嗽，脉数。

处方：当归 15g，生地 25g，二冬各 30g，酸枣仁 40g，远志 10g，党参 15g，块苓 15g，桔梗 10g，五味子、生龙骨各 40g，生牡蛎 40g，栀子 15g，杜仲炭 25g。水煎服。

服药后症状好转，乃以山萸肉、芡实、莲须、乳香、没药、肉苁蓉、锁阳、茯神等加减，守服数剂，病情大转。

按：有梦而遗，小便黄，心烦心悸，小便余淋，属相火之炽而有热也。遗精亏损真阳，则腰酸腿痛，失眠。阴虚则火动，火刑肺金，则背痛咳嗽。故以补心丹滋阴清热，生水养心；龙骨、牡蛎固精收涩；杜仲炭补肾益精，栀子清热，以除心烦。后乃以补肾安心、水火既济、收敛固涩、填精益髓之药服之而病愈。

病例 4

王×，男，20 岁。1989 年 1 月 26 日初诊。

主症：发病 9 个月，无梦而遗，数日 1 次，腰酸腿软，舌红少苔，脉沉。

处方：二地各 30g，山药 15g，山萸肉 10g，丹皮 5g，茯苓 15g，泽泻 15g，生龙骨 25g，生牡蛎 25g，莲须 20g，五味子 15g，锁阳 10g，菟丝子 10g。水煎服。

服药后诸症减轻，乃以原方与服。

按：《内经》云："肾者主水，受五脏六腑之精而藏之，故五脏盛乃能泻""人始生先成精，精成而脑髓生""肾者主蛰，封藏之本，精之处也"，这几段说明了肾与精之关系。遗精之症，宜分有梦无梦。有梦与女子相交而遗精者，为相火之炽，宜封髓丹。无梦而遗精者，为心肾虚弱，宜龙骨远志丸。本例无梦而遗，属于心肾虚弱，故以六味地黄汤，加生龙骨、生牡蛎、莲须、锁阳等，以收涩之；五味子、菟丝子以补肾气，故能使病情大见好转。

阳　痿

蔡×，男，66岁。1987年7月4日初诊。

主症：阳痿年余，尚可勃起，不能持续，精薄清冷，腰膝酸软，畏寒肢冷，小腹少温，入夜盗汗，心烦少寐，舌淡苔薄黄，脉沉细弦。

处方：桑寄生15g，川断15g，阳起石15g，肉苁蓉15g，牛膝15g，枸杞子15g，生熟地各15g，露蜂房10g，当归15g，茯苓15g，蜈蚣1条。6剂，水煎服。

服药后，精神增进，畏寒肢冷、小腹不温、入夜盗汗均减轻，唯阳事仍不举，腰膝酸软，心烦少寐。守法于药味略有出入，继进30余剂，诸症大缓，可行房事。嘱其间断性服用是方，当节房事，勿令太过。

按：随着年龄的增长，老年人必然出现"精少、肾脏衰"，但个体差异很大，古稀之年有回春之情，生子者不乏其例。当代人类平均寿命正在延长，老年阳痿已成为一些老年人关注的热点疾病。本例乃因精气虚损，命门火衰，肾阳不足，阳衰而痿，即《灵枢·邪气藏腑病形》所谓"阳痿"，《景岳全书》指出，本病"多由命门火衰，精气虚冷""火衰者十居七八"，是论颇为精当。本例患者，不仅存在命门火衰的一面，而且由于阳损及阴，尚有阴虚内热的一面，治疗当视具体情况具体分析。治当补肾壮阳，兼以育阴。方中桑寄生、川断、阳起石、肉苁蓉、枸杞、熟地、牛膝补肾壮阳，益精血；生地、当归滋养阴血；精液稀薄，不独主肾衰，与脾经湿浊亦有一定关系，故以茯苓健脾利湿。

然何故用露蜂房、蜈蚣？此当专以阐之。夫露蜂房为胡蜂科昆虫大黄蜂或同属近缘昆虫的巢，《本草纲目》谓其"甘、平、有毒""入阳明经"。《本草再新》谓"入肝、肺二经"功能祛风，攻毒，杀虫。于大队补肾药中入一"气血虚不宜服"之《神农本草经疏》攻毒峻物，盖取其性，相反相成，激发药力，使壮阳药力倍增。蜈蚣辛温有毒，功用祛风、定惊、攻毒、散结。每用治于中风、惊痫、癥积瘤块、疮疡肿毒诸症。《医学衷中参西录》谓："蜈蚣，走窜之力最速，内而脏腑，外而经络，凡气血凝聚之处皆能开之。"故用蜈蚣，取其毒性，配蜂房共激药力：取其疾行，可使肾火速温十二经，振奋全身阳气；全身阳气的振奋，反过来对肾火亦更有俾益。

故中医治病，法有千变，方有万化，其理奥矣。学者当于临床前后，多多习之。

癞　疝

齐×，男，36岁。1987年4月4日初诊。

主症：1 周前，突发高热寒战，继而左睾肿胀，某医院以"重感冒""急性睾丸炎"治疗，寒热始退，左睾增大，状如鹅卵，行走不便。诊时：阴囊绷急，湿痒不舒，小便短少，头晕目眩，面白神疲，口干欲饮。舌质略紫暗。舌苔后根黄白相兼，稍厚腻，脉弦滑带数。

处方：乌药 15g，川楝子 15g，橘核 15g，木通 15g，海藻 12g，小茴香 6g，木香 5g，苍术 10g，猪苓 10g，茯苓 12g，泽泻 10g，黄柏 10g。6 剂，水煎服。

二诊：左睾肿大消退，阴囊缩小，晕眩亦减，口已不渴。但少腹隐痛，大便溏泄，小便量小，舌质微紫，舌苔白厚腻，脉弦滑。此热邪已清，湿浊尚重。治当疏肝通络，芳香化浊。

处方：桂枝 10g，茯苓皮 15g，苍术 15g，猪苓 15g，泽泻 10g，吴茱萸 6g，藿香 15g，佩兰 15g，橘核 15g，川楝子 10g，小茴香 6g。6 剂，水煎服。

末诊：睾肿全消，疗效满意，又将上方购服 4 剂，后要求赐方巩固。诊其脉弦缓，苔白而不腻，疏柴芍六君子汤加当归、橘核、川楝子、小茴香，以竟全功。

按：本例乃肝郁气滞，湿热蕴阻之癫疝，治宜疏肝理气、清热利湿。癫疝乃由肝失疏泄，湿热蕴阻下焦所致，故取橘核丸中橘核、木香、川楝子、海藻，加乌药、小茴香疏肝理气，软坚散结；用黄柏、木通泻热利湿，合苍术四苓散淡渗燥湿。二诊时继经橘核等疏通厥阴，佐苍术五苓散之辛，藿香、佩兰之芳香，除湿化浊。盖疝证，常以疏肝理气为常法，本案兼有湿浊，用药宜兼顾。方中苍术与黄柏相配是为二妙散，有清热燥湿之功；四苓散、五苓散中之白术易苍术，对于湿浊困阻中、下二焦，热象不显，脾气尚健者，最为适宜。

"癫疝"证始见于《内经》"七疝"之中，《类证治裁》云"睾丸肿大如栲栳，顽麻不仁"；《医宗金鉴》亦云："少腹不痛，阴囊肿大顽硬者为癫疝也。"可见癫疝是以阴囊、睾丸肿胀为特征，系肝失疏泄，故治疗用药以疏肝理气为主，疏肝理气确为常法，而疝之偏寒宜加入温通之品，偏热当加入清热之品；偏湿则用芳香淡渗之品；偏虚当参以补益；坚硬不消，坠胀疼痛又宜配合软坚散结之品，如此灵机圆活，随症加减，则疝疾之治疗，思过其半矣。

闭　　经

潘×，女，17 岁。1987 年 3 月 12 日初诊。

主症：经血 6 月余未见，腰腿痛，胀满，小腹积块，小腹凉痛，舌淡苔白，脉沉迟涩。

处方：小茴香 10g，干姜（炒）5g，延胡索 15g，五灵脂 15g，没药 15g，川芎 5g，当归 15g，生蒲黄 15g，肉桂 8g，赤芍 15g，桃仁 15g，乌药 15g，红花 15g，枳壳 15g，香附 15g。6 剂，水煎服。

服药后症状减轻，乃以三棱、莪术、丹皮、桂枝、刘寄奴、生地、土虫、乳香、党参等，服 4 剂而经见。

按：脉沉迟而涩，沉为在里，迟则为寒，涩则为血滞，加之小腹凉痛，是因胞中寒盛而经血闭塞也。经闭则血不下行，积久而成块；血凝则碍气，痛而胀满也。腰为肾之府，肾主骨，下元寒盛，故而腰腿亦痛也。故以少腹逐瘀汤之温通之法，加以行血利气之药，则经自见，经见则积块自散，腰腿痛、腹痛胀满等症自除矣。

痛　经

陈×，女，26 岁。1988 年 6 月 10 日初诊。

主症：经血来少，紫黑成块，小腹痛，久坐腰刺痛，五心烦热，口渴，舌红少苔，脉沉。

处方：小茴香 5g，炮姜 3g，延胡索 15g，五灵脂 15g，没药 5g，川芎 5g，当归 15g，生蒲黄 15g，官桂 5g，赤芍 15g，桃仁 15g，红花 15g。6 剂，水煎服。

服药后症状减轻，乃以白芍、生地、丹皮、知母、天花粉、栀子、枸杞子、人参、黄芪、甘草、川断、杜仲炭、块苓、防己、乳香、延胡索、灵脂、菊花、木香、榔片、乌药、香附等加减，汤药数剂而愈。

按：有痛经之症，量少，紫黑成块。其虽有五心烦热、口渴等症，亦不能用寒凉之药，在其经血适来之时，以冰劫之；唯宜用温通，破血行瘀，散寒止痛之法。经血断后，则以甘寒补虚、行气活血等药，以治其五心烦热、紫黑成块等症，故而达到疗效。

崩　漏

病例 1

蔺×，女，32 岁。1987 年 4 月 2 日初诊。

主症：经来 20 余日不断，腰酸，咳嗽吐黄痰，夜甚，咽紧痒，舌淡苔白，脉沉。

处方：当归 15g，白芍 15g，生地 15g，川芎 5g，贡胶 10g（另包），艾叶炭 10g，甘草 8g，桑叶 15g，枇杷叶 10g，麦冬 15g，杜仲炭 15g，川断 15g，陈皮 15g，杏仁 10g，川贝 5g，玄参 15g。6 剂，水煎服。

服药后症状大减，仍以前方主之而愈。

按：经来 20 余日不断，腰酸，疾病新得，证属气不摄血。故以胶艾四物汤加川断、杜仲炭治其经漏，则游刃有余，力足以克之。咳嗽吐黄痰，咽喉紧痒，是肺与气管喉头热矣。夜甚，因直则肺气得降，卧则肺叶舒张。《医宗金鉴》云："百病之常，昼安早慧，夕加夜甚。"故以桑叶、枇杷叶、陈皮、杏仁，止咳利气化痰；玄参、麦冬、川贝生津养液，以清咽止痒。咳嗽得止，经漏则愈。设治经漏而遗其咳嗽，或治其咳嗽而遗其经漏者，则病难速已。《内经》云："大肠咳状，咳而遗屎。膀胱咳状，咳而遗尿。"故咳嗽遗热于下焦，不得升提疏发，肃降不及，振动子宫，对经漏有害。是方既治咳嗽，又治经漏。因咳嗽和经漏之病因一致，兹用药有所区别耳。

病例 2

张×，女，53 岁。1986 年 5 月 22 日初诊。

主症：经来量多，经期延长。此次来潮，势如山崩，色淡红，夹血块，28 日未尽。头晕纳减，舌质淡红，舌苔薄白，脉细涩。

处方：高丽参 5g，黄芪 12g，阿胶 10g，当归 10g，熟地黄 12g，白芍 12g，艾叶炭 6g，仙鹤草 12g，侧柏炭 10g，炙甘草 6g，蒲黄炭 10g（包煎）。6 剂，水煎服。

二诊：血崩全止，自为病愈，停诊半月。次日下午，阴道又流血不止，色淡红无块，但量较减少，余如前述。此停药太早，病愈未得巩固，仍疏原方 9 剂。

三诊：上药服完，血崩又止。症见头晕纳少，面黄肌瘦，少气懒言，四肢倦怠。舌质淡，舌苔薄白，脉细缓。治宜补益心脾，宜引血归脾。

处方：红参 5g，黄芪 15g，当归 10g，炒白术 10g，酸枣仁 10g，茯苓 12g，远志 6g，广木香 5g，龙眼肉 10g，白芍 12g，大枣 4 枚，炙甘草 15g。共服 10 剂，血崩停止，逐渐康复。

按：本例为冲任脉虚之崩证，治宜大补冲任，拟加减胶艾四物汤。经云："女子七七，任脉虚，太冲脉衰少，天癸竭，地道不通。"女性 50 岁左右，月经终绝是正常生理现象。年过五十而经不绝者，是为异常。其血非出胞宫，乃冲任溢出也。盖任为"阴脉之海"，主一身之阴经；"冲为血海"，集一身之阴血，全身各脏腑经络之气血，皆流注冲、任，冲、任一虚，阴不内守，血无所摄，发为崩漏。本例月经应绝不绝，且血量甚多，系冲任虚损，不能摄血，用自拟加减四物汤治之。胶艾四物汤大补冲任，去川芎以防辛窜，加黄芪、高丽参，补气摄血；佐仙鹤草、侧柏炭、蒲黄炭，祛瘀止血，乃是将补虚摄血与祛瘀法融于一体之例，仅服 6 剂，崩塞漏止。但因中途停药，崩漏复发，是病者不明年老虚崩，本难骤复之理，此当为医者、病家皆须吸取之教训。继投原方，血又得止，再以归脾汤加味，调理巩固。

带　下

冯×，女，38 岁。发病 6 个月，1986 年 3 月 4 日初诊。

主症：白带夹黄且有臭味，小腹痛热，腰腿酸痛，无力，身难受，五心烦热，头眩，口干渴喜饮，舌红少苔，脉滑数。

处方：山药 15g，当归 15g，白芍 15g，生地 15g，川芎 5g，芡实 15g，柴胡 10g，鳖甲 15g，龟板 15g，茵陈 15g，防己 15g，茯苓 15g，泽泻 15g。6 剂，水煎服。

服药后症状减轻，乃加入清热除湿、补肾收涩、活血止痛之药而愈。

按：本例带下证属湿热，故有脉象滑数，带有臭味，五心烦热，口渴喜饮之脉症。方用乳没四物汤活血止痛，山药、芡实、茵陈、防己、茯苓、泽泻燥脾除湿；知母、花粉、龟板、鳖甲止渴生津；金银花、连翘、黄柏、地骨皮清热解毒；柴胡升清降浊。故服药后，症状得除，病获痊愈。

不　孕

胡×，女，29 岁。1986 年 10 月 26 日初诊。

主症：婚后久不受孕，经血来时紫黑成块，白带多，腰及腿刺痛，不能动作，头时痛，舌红苔略黑，脉洪大。

处方：桃仁 15g，丹皮 15g，赤芍 15g，乌药 15g，延胡索 15g，甘草 5g，当归 25g，川芎 10g，

五灵脂 15g，红花 15g，枳壳 15g，香附 15g。6 剂，水煎服。其后，以血府逐瘀汤、少腹逐瘀汤原方交替服之。

数月后来云，服药后经血来潮时已不紫黑，无血块，白带已除，无腰腹刺痛等症状，唯久不受孕。故予大温经汤加桃红，每经前服 1 剂。3 年后来云，服药后诸症皆愈，并生一子。

按：妇人不孕有种种原因，如经血不调、带下、崩漏、积血、胞寒、胞热、体盛痰多、脂膜壅塞胞中等。本例经来时，紫黑成块，腰腹刺痛，是血有宿积也。故以王清任之三逐瘀汤行气活血、温经散寒，则血块自除，痛经自愈；大温经汤调其气血，健其胃气，温经行瘀，补虚养血，降浊镇逆，而症除受孕。

胎 漏

张×，女，23 岁。1986 年 5 月 11 日初诊。

主症：妊娠 3 个月，忽然见红，腰腹痛下坠，头眩，五心烦热，大便燥；昔有小产 3 次；舌红苔黄，脉沉滑。

处方：当归 15g，白芍 15g，生地 15g，川芎 5g，阿胶 10g，艾叶炭 10g，炙草 10g，地榆炭 15g，生龙骨 25g，生牡蛎 25g，川断 15g，杜仲炭 15g。水煎服。

服药后症状好转，乃以玄参、麦冬、柴胡、龟板、地骨皮、菊花、子芩、白术、栀子、连翘等，加减服之而愈。

按：是症五心烦热，大便燥，乃血分有热也。热则胎不得安，血不得宁，或胎痿不长，故流产 3 次。今以胶艾四物汤，加收涩补肾药，以止其漏血，此先治其标也；复以增液之玄参、麦冬，清热之子芩、栀子、连翘、柴胡、龟板、地骨皮，以治劳热，此后治其本也。热得清，血得宁，胎漏止，则诸症得愈，胎安而不小产矣。

子 嗽

代×，女，20 岁。1988 年 7 月 3 日初诊。

主症：妊娠 5 个月，咳嗽吐白黏痰，自汗气短，面身发热，大便燥，腰腹腿时痛，舌红苔黄，脉滑数。

处方：紫菀 15g，冬花 5g，陈皮 15g，半夏 5g，茯苓 15g，甘草 15g，生地 15g，玄参 15g，麦冬 15g，桑叶 15g，炙麻黄 10g，杏仁 15g，杜仲炭 10g。3 剂，水煎服。

服药后症状减轻，乃以原方加减枇杷叶、川断、五味子、菟丝子、酒芍药等，守服数剂，诸症得除。

按：因咳吐黏痰，乃以二陈汤加杏仁除痰降利；用紫菀、冬花、桑叶、炙麻黄宣通止咳，治其面身发热；因大便燥、胃肠有热，故以玄参、生地、麦冬增液润燥，养阴清热；杜仲炭、川断、菟丝子等治其腰腹腿时痛，而达到疾病痊愈。

恶 阻

朱×，女，36 岁。1986 年 3 月 8 日初诊。

主症：妊娠 40 余天，恶呕不纳，妊娠 4 个月，恶呕更剧，食物入咽即吐，只进橘汁、豆浆等流食，需静脉补充营养。精神萎靡，下腹隐痛，小便频数。舌质红，舌苔白黄少津，脉细滑数。

处方：参须 5g，橘皮 6g，竹茹 10g，甘草 3g，法半夏 10g，麦冬 12g，茯苓 12g，炙枇杷叶 10g，黄芩 10g，白术 10g，大枣四枚，生姜汁 6g（冲）。4 剂，煎汤后冷服，徐徐咽之。

二诊：恶呕略减，能吃少许糜粥，余如前述。药稍中病，续用原方 4 剂，服如前法。

三诊：呕恶明显减轻，他症亦有好转。唯下腹疼痛如故，舌苔白，脉细滑。此胃中虚热得清，脾胃虚损难复，拟香砂六君子汤加味，调理脾胃，顺气安胎。

处方：广木香 5g，砂仁 5g，茯苓 12g，白术 10g，法半夏 10g，陈皮 6g，党参 12g，甘草 3g，当归 10g，白芍 12g，苏梗 10g，生姜 3 片。4 剂，煎服如前法。

四诊：恶呕全止，纳食正常，精神振奋，仍下腹隐痛。此久吐不纳，气血双亏，胞脉空虚，胎气失养，再拟大补脾胃，安胎行气为治。上方去广木香、苏梗，加续断 12g，菟丝子 10g，黄芪 15g，大枣 3 枚，服 6 剂。

腹痛得除，日渐康复。同年九月，顺产一女孩，母女平安。

按：妊娠呕吐反复发作，甚至完全拒食，称为恶阻。可由胃虚失降，肝热犯胃，痰湿阻中，气阴亏损等因素引起。本例此系胃虚夹热，升降失常之恶阻。胃虚夹热是本，治宜补虚清热，和胃降逆，拟橘皮竹茹汤加味。用橘皮、竹茹，益胃气、清胃热、降逆气，加白术助参、苓益胃，黄芩助竹茹、麦冬清热，二者均为安胎之圣药，补益气血，滋养胞脉，而告全瘳。初期汤药冷服，是取凉以治热之义，徐徐咽之，是防呕吐拒药之弊，此服药方法，亦是本案获验之重要环节。

产 后 腹 痛

刘×，女，31 岁。1988 年 9 月 10 日初诊。

主症：产后 3 日小腹痛，不得卧，舌红少苔，脉沉涩。

处方：桃仁 15g，炮姜 5g，当归 15g，川芎 5g，延胡索 15g，五灵脂 15g，红花 15g，乳香 15g，没药 15g。6 剂，水煎服。

服药后症状减轻，仍以前方服之而愈。

按：本例产后腹痛与内科腹痛，治法大致相同。但根据产后特点，有血虚与血瘀之不同。产时流血过多者，多责之虚；流血过少者，多责之瘀。且医者又当审其有块无块，喜按拒按和其他兼症，详加参酌，方能确定治法。是症腹痛不得卧，痛之甚也；脉见沉涩，沉为在里，涩为血滞；证属血瘀作痛，况产后 3 日，且无虚证可凭。故以生化汤温行子宫，加延胡索、五灵脂、乳香、没药、红花等行瘀止痛。数剂之后，病即痊愈。

下篇　临床经验方

内　科

风热感冒丸

处方：野菊花 25g，紫苏 25g，藁本 100g，牛蒡子 150g，藿香 150g，黄芩 200g，桔梗 150g，升麻 100g，贯众 250g，葛根 250g。

制法：将野菊花、紫苏、藿香、藁本、牛蒡子、黄芩、桔梗七种药为面，粗末与升麻、贯众、葛根三种合在一起，煎煮浓缩成膏，拌以上药粉、烘干后成细面，做成胶囊，2.5g/胶囊。

止咳丸

处方：麻黄 15g，五味子 10g，紫菀 15g，野菊花 15g，杏仁 15g，甘草 10g，紫苏 15g，桑白皮 15g，石膏 60g，暴马子 120g。

制法：研面，炼蜜丸。6g/丸。服法：每次 1 丸，每日 3 次。

老年慢性气管炎茶

用荞麦面炒薏苡仁微黄，筛去荞麦面，用薏苡仁泡茶用，多少不拘，常饮为妙。

清肺纳气汤

麻杏石甘汤，加瓜蒌仁 20g，莱菔子 10g，川贝 10g，茯苓 20g，苏子 2.5g，五味子 10g，沉香 4g，天冬 15g，核桃仁 20g，破故纸 20g。水煎服，每日 1 剂。

养阴清肺汤

半夏 10g，当归 15g，瓜蒌 20g，苏子 10g，远志 15g，知母 10g，川贝 10g，沙参 10g，桑白皮 10g。水煎服，每日 1 剂。

清肺抗癌汤

金银花 25g，鱼腥草 20g，半枝莲 25g，川贝 10g，竹茹 20g，白芍 20g，麦冬 20g，桔梗 20g，海藻 20g，薏苡仁 25g，败酱草 20g，白花蛇舌草 25g，重楼 20g，百部草 10g，蒲公英 20g。水煎服，每日 1 剂。

治渗出性胸膜炎方

葶苈子 50g，泽泻 50g，茯苓 25g，党参 30g，白茅根 50g，瓜蒌 15g，大枣 12 枚，桑白皮 20g，薏苡仁 50g。水煎服，每日 1 剂。

胃溃疡、十二指肠溃疡散

一方：枳实、白及各 50g，研面匀 20 包，服用时每包兑呋喃唑酮片 1 片，10 日为 1 个疗程。

二方：生赭石 150g，生牡蛎 7g，白及 75g，怀山药 100g，延胡索 50g，丁香 75g，鸡内金 50g，三七 25g，甘草 25g，海螵蛸 100g。

制法：上药为面，每日 2 次，每次 5g，早晚饭前服。

胃痛散

处方：枯矾 1500g，海螵蛸 1300g，延胡索 400g，甘草 200g，曼陀罗叶 100g。

制法：共研细面，每次 6 分，每日 3 次，凉开水送服。

溃疡散（胃溃疡）

处方：甘草 1000g，陈皮 1000g，木香 400g，石菖蒲 100g，生大黄 100g，小苏打 800g。

制法及用法：为面，每日 3 次，每次服 1g。

消积散

处方：红参 1000g，神曲 1500g，焦楂 1000g，炒麦芽 1000g，枳实 2000g，白术 2000g，鸡内金 2500g，榔片 1000g，青皮 1000g。

制法：为面，每次 1g，小儿酌减，每日 3 次，口服。

清胰消炎

柴胡 25g，胡黄连 25g，木香 15g，延胡索 15g，丹皮 15g，赤芍 25g。水煎服，每日 1 剂。

止痛温中散

处方：白豆蔻、砂仁、青皮、甘草、香附、莪术、陈皮各等份。

制法：共为细面，每次 10g，每日 3 次。

止泻散（胶囊装）

处方：黄柏 50g，秦皮 40g，苦参 40g，白头翁 100g。

制法：为面，过 100 号筛，再将粗渣加水煎煮 2 小时，将药液浓缩成膏，与药粉混合，干燥后粉碎，装胶囊，2.5g/胶囊。成人每次 3～4 粒，每日 3 次。

长期便秘茶

草决明 25g，莱菔子 50g，用开水冲当茶用。

治局限性结肠炎方

木香 7.5g，焦山楂 20g，黄连 7.5g，肉豆蔻 10g，椿皮 20g，白术、苍术各 20g，诃子 10g，延胡索 15g，白芍 25g，炙草 10g，山药 20g，独活、羌活各 15g。水煎服，每日 1 剂。

治粘连性肠梗阻方

一方：适用于轻型（不全梗阻）者。

厚朴 25g，乌药 25g，木香 10g，桃仁 20g，赤芍 20g，芒硝 20g，番泻叶 15g。水煎服，每日 1 剂。

二方：适用于中型者（复方大承气汤）。

厚朴 50g，莱菔子 25g，枳壳 15g，桃仁 15g，赤芍 25g，大黄 20g，芒硝 25g。水煎服，每日

1 剂。

三方：适用于重型者（甘遂通结汤）。

甘遂末 0.2～0.3 分，桃仁 15g，赤芍 25g，厚朴 25g，大黄 30g，牛膝 15g，木香 15g。水煎服，每日 1 剂。

冠心汤

三棱 15g，莪术 15g，香附 15g，丹参 35g，川楝子 20g，鸡血藤 50g，黄芪 35g。水煎服，每日 1 剂。

冠心片

丹参 200g，姜黄 200g，川芎 100g，延胡索 100g，琥珀 50g，红花 50g，三七 100g。打片，每片重 0.2g，每日 3 次，每次 15 片。

治风湿性心脏病方

桂枝 15g，防己 15g，首乌藤 50g，茯苓 25g，远志 15g，枣仁 15g，龙骨 25g，荷叶 10g。水煎服，每日 1 剂。

治慢性胆囊炎方

威灵仙 50g。水煎一次服。

治胆道蛔虫方

一方：乌梅 20g，川椒 15g，木香 15g，枳壳 15g，苦楝皮 15g，石榴皮 15g，椰片 25g，使君子 15g，黄连 10g，黄柏 15g。水煎服，每日 1 剂。

二方：党参 15g，当归 15g，黄连 15g，吴茱萸 5g，川楝子 25g，乌梅 25g，生姜 3 片，大枣 7 枚。水煎服，每日 1 剂。

利胆止痛汤

郁金 20g，柴胡 15g，桃仁 10g，蒲黄 5g，白芍 20g，五灵脂 20g，当归 10g，茵陈 40g，枳壳 15g，延胡索 10g，没药 15g。有热痛甚者加栀子 15g，黄芩 10g。水煎服，每日 1 剂。

利胆排石汤

一方：金钱草 50g，木香 15g，大黄 15g，枳壳 10g，郁金 15g，柴胡 15g，黄芩 15g，川楝子 20g。水煎服，每日 1 剂。

二方：柴胡 50g，枳实 50g，白芍 100g，大黄 40g，半夏 25g，鸡内金 15g，芒硝 10g。水煎服，每日 1 剂。

胆道排石糖浆

处方：木香 2250g，川楝子 2250g，忍冬藤 6000g，木通 2250g，枳实 2250g，甘草 2250g，柴胡 2250g，大黄 2250g，山楂 2250g，红糖 4000g。

制法：煎 3 次，过滤压渣，混合加羟苯甲酸酯（0.025～0.05g）分装即得。每日 2 次，每次服 20ml，早晚空腹服。

清肝消瘀丸

处方：玄参 20g，川贝 15g，生牡蛎 35g，夏枯草 25g，柴胡 15g，白芍 20g，丹参 20g，郁金 15g，沉香 10g，枳壳 15g，瓜蒌 25g，金银花 25g，蒲公英 20g，白芷 10g。

制法：以上诸药粉碎成细面、过筛、混匀，加炼蜜，制成小丸，每次 10g，每日 2 次内服。

鼓胀双消丸

处方：茵陈 25g，焦白术 20g，茯苓 15g，泽泻 15g，猪苓 20g，黄柏 15g，白茅根 15g，车前 15g，柴胡 15g，枳壳 15g，陈皮 15g，木香 15g，砂仁 10g，鸡内金 20g，莱菔子 20g，鳖甲 25g，郁金 15g，莪术 15g。

制法：共为细面，水泛为小丸，每次 5g，每日 3 次，温开水送下。

治慢性肾炎方

一方：白茅根 50g，大蓟 25g，小蓟 25g，蝉蜕 25g，鱼鳔 25g，当归 25g，龟板 25g，寄生 25g，益母草 25g。水煎服，每日 1 剂。

二方：麻黄 5g，炙草 15g，生石膏 20g，生姜 2.5g，大枣 10 枚，桑白皮 15g，炙枇杷叶 15g，杏仁 15g，白茅根 50g，破故纸 15g，益母草 35g，半枝莲 40g。水煎服，每日 1 剂。

治肾盂肾炎方

鸡冠花 15g，生地榆 15g，灯心草 5g，竹叶 5g，茴香 7.5g，红糖 7.5g。水煎汤药，冲红糖，每日 2 次。

治膀胱结石方

生地 20g，鱼枕骨 20g，金钱草 50g，海金沙 25g，冬葵子 50g，萹蓄 25g，车前子 20g，赤芍 15g，当归 15g，鸡内金 20g，甘草 15g，琥珀 0.5g（另包冲服）。水煎服，每日 1 剂。

治泌尿系结石方

一方：当归 15g，赤芍 15g，滑石 15g，冬葵子 25g，鸡内金 15g，车前子 15g，泽泻 15g，萹蓄 20g，瞿麦 20g，石韦 15g，黄柏 15g，海金沙 20g，金钱草 25g。水煎服，每日 1 剂。

二方：延胡索粉 30g，海金沙 30g，月石 5g，滑石 10g，琥珀 15g。上药共为极细面，匀成 30 剂，或装于胶囊待用；再用以下汤剂送面药，每次 1 剂，每日 2 次，汤方如下：当归 15g，赤芍 15g，冬葵子 25g，鸡内金 15g，车前 15g，泽泻 15g，萹蓄 20g，瞿麦 20g，石韦 15g，黄柏 15g，金钱草 25g。

癃闭方

葱白一根（约 10cm），白胡椒七粒（打碎），二者捣烂如泥，填敷肚脐上，盖以塑料薄膜，胶布固定。一般敷药 3～4 小时见效。

治早期尿闭方

一方：威灵仙 50g，琥珀 15g（匀 3 包）。

威灵仙水煎，送琥珀，每次 1 包，每日 3 次。

二方：金银花 40g，蒲公英 40g，地骨皮 15g，薏苡仁 50g，板蓝根 20g，黄芩 15g，黄柏 10g，茵陈 50g，柴胡 10g，牛蒡子 15g，瓜蒌 50g，茯苓 50g，滑石 30g（方中薏苡仁、茯苓适用于腹水或下肢肿，无水者当去之）。

补虚止血片

胎盘粉 500g，肉桂 500g，海螵蛸 7500g，皂矾 1000g，阿胶 2000g。制法：加 1%硬脂酸镁压片，每片 0.5g 重，每次 2 片，饭后半小时服用，每日 2 次。

治再生障碍性贫血方

侧柏叶 25g，地榆 25g，当归 15g，阿胶 15g，丹皮 15g，生地 50g，熟地 25g，制何首乌 50g。水煎服，每日 1 剂。

治白血病方

一方：鳖甲 10g，青蒿 5g，骨皮 7.5g，玄参 7.5g，酒芍 7.5g，麦冬 10g，黄芪 15g，丹皮 10g，花粉 15g，连翘 7.5g，枣仁 15g，熟地 10g，小蓟 7.5g，山药 20g。水煎服，每日 1 剂。

二方：天冬 40g，丹参 20g，当归 15g，生地 20g，麦冬 15g，丹皮 15g，女贞子 15g，白茅根 20g，侧柏叶 15g。水煎服，每日 1 剂（用于小儿酌减）。

治过敏性紫癜（血小板减少症）方

一方：生地 50g，丹皮 25g，藕节 50g，血余炭 50g，龟板 50g，紫草 15g，炙草 10g，生地 15g，当归 15g。水煎服，每日 1 剂。

二方：当归 15g，生地 40g，熟地 25g，侧柏炭 15g，制何首乌 15g，阿胶 15g，鳖甲 25g，忍冬藤 40g，白茅根 40g，丹皮 10g，黑山栀 15g，赤芍 10g，血余炭 15g。水煎服，每日 1 剂。

治中毒性休克方

人参 25g，丹皮 25g，当归 25g，五味子 15g，红花 10g，桃仁 20g，赤芍 10g，乳香 10g，没药 15g，五灵脂 15g，蒲黄 15g，枳壳 15g。水煎服，每日 1 剂。

治败血症方

（1）阳盛高热证：清热凉血解毒。

一方犀角地黄汤加减：生地 50g，赤芍 20g，丹皮 15g，犀角 2.5g（末），公英 20g，地榆 15g，连翘 25g，金银花 25g（无犀角可使用玳瑁）。

二方黄连解毒汤：黄连 10g，黄芩 15g，黄柏 15g，栀子 15g。

（2）阳虚阴盛证：扶正温阳，补托解毒，托里透脓。

党参 20g，白术 15g，山甲 15g，白芷 15g，升麻 10g，黄芪 25g，皂角刺 25g，青皮 10g，当归 25g，甘草 10g。

（3）阴虚内热证：和营养阴，清热解毒。

苏木 25g，红花 25g，香瓜子 10g，自然铜 15g，鸡胫骨 200g，独活 20g，续断 25g，杜仲 25g。

消渴散

人参 50g，生石膏 700g，知母 200g，花粉 15g，甘草 20g，粳米 50g，新鲜猪胰子 1200g。制法：先将猪胰脏摘去水油，用水洗净，捏去水后，与上药共为细面，低温干燥。用法：每日 2 次，每次服 5g，早晚用温开水送下。适用于渴而多饮上消证。

治糖尿病方

一方：枸杞子 15g，菊花 10g，麦冬 15g，山萸肉 15g，鸡内金 15g，生地 20g，熟地 15g，桑螵蛸 15g，泽泻 15g，石斛 15g，白茅根 25g，花粉 15g，茯苓 15g。水煎服，每日 1 剂。

二方：人参 50g，沙参 50g，党参 50g，玄参 50g，枸杞子 50g。水煎服，每日 1 剂。

治硬皮病方

硬皮病伴有腰痛者：鳖甲 20g，桃仁 10g，红花 15g，当归 20g，赤芍 15g，桂枝 10g，白芍 20g，细辛 5g，葛根 20g，枸杞 20g，川芎 10g，山甲 10g，藿香 10g，狗脊 15g，桑白皮 15g。水煎服，每日 1 剂。

硬皮症腰痛已止者：鳖甲 20g，莪术 15g，当归 20g，赤芍 15g，桃仁 15g，红花 15g，细辛 5g，桂枝 10g，川芎 10g，山甲 15g，藿香 10g，青皮 15g，党参 20g。水煎服，每日 1 剂。

硬皮病恢复期：当归 20g，赤芍 15g，桃仁 15g，红花 15g，桂枝 10g，黄芪 35g，杜仲 15g，山甲 10g，玄参 20g，枸杞 20g，莪术 15g，党参 20g，白芍 20g。水煎服，每日 1 剂。

治肩凝症方

当归 20g，川芎 10g，红花 10g，杜仲 20g，海桐皮 15g，片姜黄 10g，羌活、独活各 15g，牛膝 15g，乳香 10g，威灵仙 10g，全蝎 5g，桑枝 25g，桃仁 10g，赤芍 10g，穿山龙 20g。水煎服，每日 1 剂。

治活动性风湿性关节炎方

草乌 10g，川乌 10g，赤芍 25g，地龙 15g，自然铜 15g，甘草 15g，怀牛膝 30g，当归 10g，土虫 10g，肉桂 15g，杜仲 15g，桂枝 10g，川芎 10g，南星 10g，冬虫夏草 10g，陈皮 10g，枸杞 10g，甲珠 10g。水煎服，每日 1 剂。

治偏头痛方

荆芥 10g，白芷 10g，薄荷 10g，细辛 5g，川芎 25g，生地 20g，白芷 20g，柴胡 10g，白芥子 2.5g。水煎服，每日 1 剂。

治三叉神经痛方

天麻 10g，僵蚕 15g，全蝎 5g，胆南星 10g，荆芥穗 15g，防风 15g，独活、羌活各 10g，白芷 10g，细辛 5g，黄芩 15g，生地 20g，石决明、草决明各 15g，川芎 10g，牛蒡子 25g。水煎服，每日 1 剂。

治指趾麻痛方

秦艽 20g，五灵脂 25g，钩藤 20g，桑枝 20g，忍冬藤 25g，当归 20g，威灵仙 15g，地龙 15g，红花 15g，全蝎 5g，牛膝 15g，鸡血藤 20g，桃仁 15g。水煎服，每日 1 剂。

定痫散

一方：天麻 7.5g，钩藤 10g，僵蚕 15g，蝉蜕 10g，全蝎 7.5g，半夏 7.5g，天竺黄 10g，茯苓 15g，鱼脑石 25g。

制法：共为细面，成人每次服 5 分，小儿酌减。

二方：天麻 30g，菖蒲 45g，郁金 45g，天竺黄 30g，钩藤 45g，僵蚕 30g，全蝎 20g，远志 30g，枣仁 30g，茯苓 15g，琥珀 20g，丹参、半夏各 25g，红参 15g，胆星 20g，蝉蜕 30g。

制法：共为细面，每次服 4g，早晚温开水送服。

囊虫丸

干漆 25g（切成豆粒大、炒成米黄色），水蛭 150g（切成小块、炒成糊黑色），黄连 15g，蒌仁 15g，槟榔 50g，雷丸 150g，牛膝 150g，僵蚕 200g，茯苓 200g，白芥子 200g，大黄 50g，羌活 15g，橘红 100g，五灵脂 800g。除五灵脂外，其余共为细面；用 1750g 半醋将五灵脂放入煎沸 10～15 分钟，取其醋汁；将醋汁加蜜适量，将上药粉合拌成丸，每丸 10g。每日 3 次，每次 1 丸（饭前服），连服 6～9 个月（忌人参）。

消瘰丸

处方：枯草 30g，牡蛎 30g，玄参 30g，柴胡 15g，当归 25g，海带 750g。为面制成蜜丸 10g 重，主治淋巴腺结核。

皮 肤 科

治黄褐斑方

荷叶 6g，防风 10g，蝉蜕 6g，桔梗 10g，百合 10g，浙贝母 15g，竹叶 10g，木通 10g，法半夏 10g，茺蔚子 10g，甘草 10g。水煎服，每日 1 剂。

酒糟鼻子搽剂

处方：绿豆 750g，荷花瓣 100g，滑石 25g，白及 25g，白附子 25g，冰片 10g，密陀僧 10g。

制法：上药共为面，将患部洗净，白天以此药搽上，晚上则以温水将药调成糊状，封涂于患处，晨起洗净，如此用药，以愈为度。

治扁平疣方

板蓝根、薏苡仁、甘草各 25g，旱莲草 10g。水煎服，每日 1 剂。

银屑病（全身）

当归 15g，川芎 10g，生地 20g，赤芍 15g，白鲜皮 15g，蝉蜕 15g，白芷 15g，防风 15g，制何首乌 15g，金银花 20g，连翘 15g，苍术 20g，甘草 10g。水煎服，每日 1 剂。

治白癜风方

一方：紫草 25g，丹参 50g，川芎 10g，浮萍 50g，刘寄奴 25g，琥珀 5g，丹皮 25g，土虫 10g，地龙 10g，甘草 10g，茯苓 20g，威灵仙 25g，制首乌 15g，重楼 50g。水煎服，每日 1 剂。

二方：制何首乌 30g，黑芝麻、赤白芍、合欢、夏枯草、当归、沙苑子、二地、丹参、龙胆草各 20g，红花 15g，远志 15g。水煎服，每日 1 剂。

治荨麻疹方

一方：胡麻、制何首乌、威灵仙、苦参、石菖蒲各 15g。水煎服，服时加黄酒 50g，一次服。

二方：连翘 35g，丹皮 20g，红花 10g，秦艽 20g，地肤子 20g，青葙子 10g，荆芥 10g，蒺藜 20g。水煎服，每日 1 剂。

三方：荆芥 10g，防风 15g，茯苓 15g，甘草 10g，柴胡 15g，前胡 15g，枳壳 15g，桔梗 20g，羌活、独活各 15g，薄荷 10g，川芎 15g，蛇床子 15g，蒺藜 15g，苦参 15g，苏叶 10g。水煎服，每日 1 剂。

四方：制何首乌 25g，玄参 20g，蒺藜 15g，苍耳子 15g，牛蒡子 20g，秦艽 15g，红花 15g，赤芍 15g，当归 20g，荆芥 20g，苍术 10g，苦参 15g。水煎服，每日 1 剂。

斑秃丸

山药 20g，生地 50g，肉苁蓉 15g，枸杞子 15g，炙草 15g，川芎 40g，细辛 10g，制何首乌 15g，山茱萸 30g，茯苓 25g。共为细面、炼蜜为丸，每丸 9g 重。早晚各服 1 丸，温开水送下。

牛皮癣洗剂

破故纸、川楝子等份，用醋浸泡 24 小时洗患处。

治鹅掌风方

五倍子为末，香油调擦掌上，火烘之，2～3 次即愈。

又方：附子、硫黄为末，姜汁调匀，用茄蒂蘸药擦之。

烫伤烧伤散

大黄、苦楝皮、寒水石（煅）各等份为面，用香油或豆油熬开，温后调面药敷患处，3 日后令其自然脱落，如有创口腐臭可加蛤粉。

烧伤抗休克方

五味子 25g，枣仁 15g，麦冬 15g，党参 15g，生黄芪 25g，远志 10g，山萸肉 10g，当归 15g，红花 10g。水煎服，每日 1 剂。

妇　　科

促卵泡汤

当归 15g，山药 15g，菟丝子 15g，肉苁蓉 15g，制何首乌 15g，熟地 15g。于月经净后连服 4～7 剂。加味：肾阳虚加仙茅 10g，淫羊藿 15g；肾阴虚加女贞子 15g，旱莲草 15g。

排卵汤

当归 15g，丹参 15g，赤芍 15g，泽兰 15g，茺蔚子 15g，红花 10g，香附 10g。于排卵前期连服 4 剂。加味：肾阳虚加鸡血藤 15g，桃仁 10g，川断 15g，菟丝子 15g；肾阴虚加熟地 15g，枸杞 15g。

促黄体汤

肾阳虚：菟丝子 20g，制何首乌 25g，当归 15g，熟地 15g，山药 15g，阿胶 15g，龟板 10g。于排卵后连服 4～8 剂。

肾阴虚：丹参 15g，龟板 20g，枸杞 15g，女贞子 15g，旱莲草 15g，山药 20g，川断 15g，菟丝子 15g，肉苁蓉 15g。于排卵后连服 6～8 剂。

活血调经汤

肾阳虚：当归 15g，熟地 15g，川芎 7.5g，赤芍 15g，丹参 15g，泽兰 15g，香附 10g，茺蔚子 15g。

肾阴虚：按上方加茯苓 15g，去川芎，当归改为 10g。

治功能性子宫出血方

生地 15g，黄柏 15g，黄芩 15g，白芍 15g，菟丝子 20g，川断 15g，寄生 20g，阿胶 15g，党参 20g，山药 20g。加味法：久漏色暗，小腹痛按之不减，加三七粉冲服；伴倦怠乏力，少气懒言，小腹及阴道壁胀，加黄芪 15g，升麻 15g，山楂 15g；热象不显，淋漓不尽加乌贼骨 15g，茜草 15g，无论有无排卵均可用之，对无排卵者，又能促使排卵，一般 3～6 剂血止，最多 12 剂血止，无一例无效者。

治不孕症方

当归 15g，川芎 10g，熟地 25g，菟丝子 25g，川断 25g，淫羊藿 25g，紫石英 25g，香附 25g，乌药 15g，川楝子 25g，青皮 15g，甲珠 15g，鹿角霜 15g。水煎服，每日 1 剂。

宫颈糜烂散

雄黄 5g，枯矾 10g，黄柏 10g，儿茶 10g。共研细面，外用，隔日 1 次。

子宫肌瘤丸

桂枝、桃仁、赤芍、海藻、牡蛎、鳖甲各 20g，茯苓、丹皮、当归各 30g，红花 15g，乳香、没药、三棱、莪术各 10g。共为细面，蜜丸 10g 重，每次服 1 丸。每日 3 次，持续服 1 年。

子宫癌粉散

蕲蛇 1 条，蜈蚣 5～10 条，壁虎 10 条，五味子 100g，马齿苋 50g，独角莲 25g，三七 25g，没药 25g。共为细面，每日 2 次，每次服半匙。

男 科

治功能性不射精方

制马前子、麻黄、石菖蒲各 12g，蜈蚣 18 条，当归、白芍、甘草各 60g。

共为细面，分为 40 包，每次 1 包，黄酒送服。

不倒丸

黑附子 6g，蛇床子、淫羊藿各 15g，益智仁 10g，甘草 6g。上药为面，蜜制 12 丸，每次 1 丸，每日 3 次，温开水送下。适用于肾阳不足所致的阳痿或举而不坚。

防痿早泄酒

50 度米酒 2500ml，鲜公鸡殖 200g，淫羊藿、首乌藤、仙茅、路路通、龙眼肉各 250g，共置于瓶内加酒浸泡密封，30 天后可用。鲜公鸡殖不宜用水洗或放置时间太长，忌日晒。内服药酒，每日早（空腹）、午各服药酒 20ml，晚睡前服 40ml，忌食萝卜、白菜等寒性食物。60 日为 1 个疗程，用药期间忌房事。

阳痿酒

枸杞子 25g，淫羊藿 25g，鹿茸 3 分。上药以烧酒泡 3 日，每次 1 盅。能饮者每日两次，不能饮者，晚饮 1 次。

健脑强身片

鹿茸 5g，狗肾 1 具，蛤蚧 1 对，枸杞子 250g，淫羊藿 50g，黑附子 20g，蛇床子 20g，益智仁 20g，肉苁蓉 20g，远志 20g，首乌藤 20g。共为细面，过 100 号筛，剩余粗渣加水适量，用文武火煎 2 小时左右，浓缩成糕，与药粉混合，干燥后研成面，掺少许黏合剂打成糖衣片，每片 0.25g 或 0.3g（用新法提炼打片亦可）。每次 4～6 片，每日 2 次，早晚服，温开水送下，20 日为 1 个疗程。功能：补肾壮阳，益精健脑，促进性功能，抗衰延年。主治：适用于肾虚精亏，神疲乏力，健忘失眠，性功能衰退，腰酸肢冷，阳痿，早泄，小便频数等证。

儿 科

保婴健胃消食散

白参 30g，白术 60g，焦槟榔 30g，朱砂 50g，焦楂 40g，芦荟 50g，莲肉 50g，胡黄连 30g，山药 50g，麦芽 50g，香附 50g，枳实 50g，鸡内金 40g，使君子肉 50g，黄连 30g。共为细面，每服 5～10g，每日 3 次。

小儿止泻散

人参 50g，白术 50g，泽泻 25g，肉豆蔻 50g，诃子肉 50g，莲肉 50g，三仙 150g，防风 30g，白芍 40g，川朴 40g，陈皮 30g，砂仁 50g，苍术 50g，扁豆 50g，乌梅肉 50g，米壳 50g，石榴皮 50g，地榆炭 30g，琥珀 50g。共为细面，每服 5～10g，每日 3 次。

小儿鞘膜积液

白术 20g，茯苓 20g，猪苓 20g，泽泻 20g，桂枝 5g，羌活 15g，防风 15g。水煎服，每日 1 剂。随证加减：局部下坠，加桔梗、荔核、升麻；局部疼痛，加延胡索、香附、川楝子；局部感染，加金银花、连翘、黄柏；食纳差，加鸡内金、焦三仙。

大脑发育不全散

红参、胎盘、菖蒲、益智仁各等份。为面，每次 3～5 分，每日 2 次，口服。适用于 3～5 岁小儿，药量随年龄增加。

爱儿清热安神康

黄连、石膏、川贝各 20g，天麻 2.5g，僵蚕、全蝎各 1g，梅片 0.1g。小儿 1 周岁服 0.5g，每日 2 次。

外　科

治脉管炎方

一方：适用于气血瘀滞证，症见面色暗黄，病足紫红，久立尤甚，动则反白，冷热交痛。

当归 20g，土鳖虫 15g，赤芍 20g，丹参 25g，桃仁 25g，地龙 20g，金银花 30g，甘草 15g，水蛭 15g，玄参 35g，红花 15g，虻虫 15g，莪术 20g，川芎 25g，牛膝 25g。

二方：适用于虚寒证，症见面色微黄，唇淡不润，肢凉冷痛，下肢沉重，急走跛行。

熟地 20g，桂枝 20g，蜈蚣 3 条，牛膝 50g，麻黄 10g，干姜 15g，甘草 20g，细辛 10g，附子 20g，生鹿角 20g，白芥子 15g，丹参 20g，寄生 20g，官桂 20g，红花 20g，桃仁 20g。

三方：适用于阴虚热毒证，症见面色晦暗，患肢剧痛，肢端坏死，筋烂骨折。

金银花 50g，当归 25g，紫背天葵 20g，牛膝 20g，玄参 25g，野菊花 30g，夜明砂 20g，生芪 25g，黄芩 20g，蒲公英 50g，延胡索 20g，罂粟壳 25g，连翘 50g。

四方：适用于气血双虚证，症见面容憔悴，心悸气短，动则出汗，体力疲乏。

党参 25g，红花 50g，川芎 20g，生芪 40g，丹参 50g，牛膝 20g，柏仁 20g，当归 30g，官桂 25g，玄参 35g，茯苓 25g，赤芍 25g，鸡血藤 40g，白术 25g，熟地 35g，甘草 20g。

骨 伤 科

散瘀活血散

白芷 5000g，桑白皮 5000g，土虫 5000g，地龙 5000g，乳香 5000g，当归 5000g，川断 2500g，寄生 2500g，骨碎补 2500g，红花 2500g。主治：内外损伤，扭伤等，每服 5g，每日 2 次。

治骨质增生方

一方：白术 15g，茯苓 15g，干姜 5g，甘草 10g，寄生 20g，骨碎补 15g，桃仁 15g，红花 15g，黄芪 40g，木瓜 15g，独活 10g，桂枝 10g，当归 20g。水煎服，每日 1 剂。

二方：白芍 30g，木瓜、鸡血藤、威灵仙、骨碎补各 15g，甘草 10g，葛根 15g，狗脊 15g，杜仲 15g，怀牛膝 15g。水煎服，每日 1 剂。

骨刺丸

白花蛇、鹿角胶、三七、没药、土虫各 5g，炙马前子 15g。蜜丸 10g 重，每日 2～3 次，黄酒或白水送下。

结核膏

黄芩 500g，黄柏 500g，蒲公英 1000g，金银花 500g，板蓝根 500g，大黄 300g。水煎 2 次，浓缩至 1500g。主治：淋巴腺结核、骨髓炎，敷于患处。

骨髓炎胶囊

蜈蚣 12 条研面，匀 7 包，装入胶囊，每日 1g。或用凡士林纱条拌蜈蚣面适量，置于瘘管内，每日换药。

外贴五枝膏

榆树枝、柳树枝、槐树枝、桑树枝、桃树枝各 12cm 长（如筷子粗，截成数节），乳香、没药各 30g 研面，香油 200g，樟丹 100g。将香油煮沸，放入五种树枝。榆树枝炸焦，用铜丝筛过滤，把渣和树枝取出，再放入乳香、没药，熬至滴水成珠，然后搅入樟丹，凉后即成膏药。主治：骨结核、骨髓炎等。膏药加温贴患处，隔 3～5 天换 1 次，直至痊愈为止。

复骨丸

骨碎补 100g，雄黄 25g，大黄 29g，儿茶 25g，没药 25g，血竭 25g，梅片 5g。为面，蜜丸 10g 重。每次 1 丸，每日 2 次。功能：散瘀消肿，止痛续骨。主治：骨髓炎，骨结核及一般骨科外伤。

接骨丹

乳香、没药、土虫、地龙、白芷、桑白皮、赤木、降香等量，为面，制成蜜丸 10g。功能：消肿消炎、活血、止痛。主治：跌打损伤。每次 1 丸，每日 2 次，口服。

五 官 科

治牙痛方

二地各 25g，玄参 15g，骨碎补 10g，金银花 15g，细辛 3g。

水煎服，每日 1 剂。

适用于牙痛红肿不甚，无明显炎症。

治老年性耳鸣方

当归、生地、川芎、枸杞子、五灵脂各 10g，草决明 30g，钩藤 10g。

每日 1 剂，每日 2 次。

治青光眼方

茯苓 25g，猪苓 50g，泽泻 25g，大黄 5g，龙胆草 15g，菊花 5g，川芎 15g，茜草 15g，牛膝 15g，牛蒡子 40g，白芷 15g。水煎服，每日 1 剂。

鼻炎丸

处方：当归 25g，玄参 25g，苍耳 20g，辛夷 15g，川芎 15g，白芷 15g，菊花 15g，金银花 50g，防风 15g，浙贝母 20g，细辛 7.5g，甘草 7g。

制法：引用大葱，水煎服，或制成丸。

化脓性中耳炎滴液

一方：蜈蚣 1 条，冰片 3 片，香油 30g。

制法：冰片研细备用，香油放入勺内烧开，蜈蚣折成 2～3 段放油内炸至黑色取出不用，将香油放至温时入冰片溶解摇匀，装入干净瓶内备用。用时先将耳内脓汁用药棉清理干净，然后将上药滴入耳内，每日 2～3 次。

二方：海螵蛸 1g，冰片 0.3g，黄连 1.5g。

制法：共研细面，置于干净小瓶内，加 5ml 注射用水浸泡备用。如脓液中夹有血液，可加红花 0.5g。用时在耳垂后凹处轻轻挤压，排出脓液，然后滴入 5 滴药液，患侧耳道向上，静卧 10 分钟再活动。每日滴 3 次。